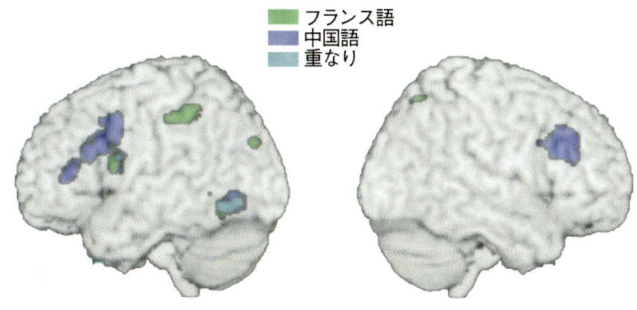

図2−5　表層レベルでの文化間差（本文 p.44）

フランス語・中国語のそれぞれの集団について個別に分析を行うと、フランス語では前頭葉下部と頭頂葉下部に、中国語では前頭葉背側部に、特に強い神経活動が見られ、読みの脳内機構は文化間で大きく異なるように見える。しかし、実際に統計的に比較すると、これらの効果はいずれも有意ではなく、厳密な意味での文化間差ではなく、表層的な神経活動パターンの違いにすぎないことが明らかになった。

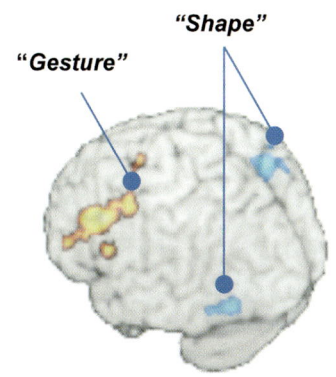

図2−6　読み書きのための恒常的神経ネットワーク（本文 p.47）

形を認識する経路（Shape）と書字の運動パターン（身振り Gesture）を認識する経路の2つを内包する

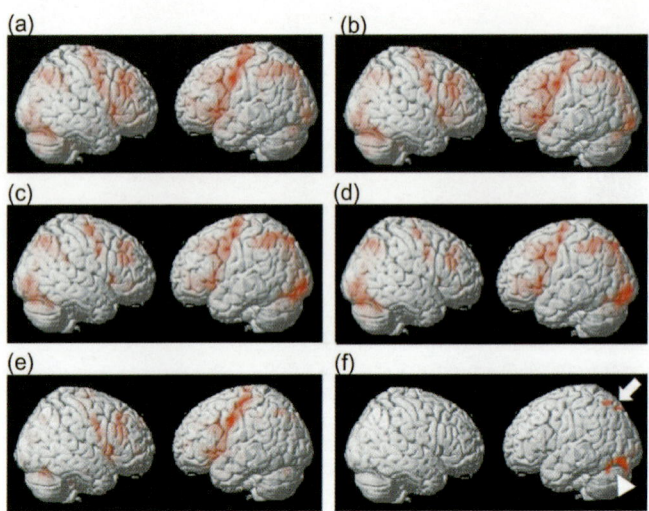

図3-4 MRIにより認められた脳活動 (Ino et al. 2008 より改変)
(本文 p.66)

(a) 1回目の漢字、(b) 2回目の漢字、(c) 1回目の仮名、(d) 2回目の仮名、(e) 漢字と仮名を組み合わせた1回目の活動＞2回目の活動、(f) 2回目の活動＞1回目の活動。矢印は左上頭頂小葉、矢頭は右側頭葉の後下部から後頭葉にかけての活動を示す。

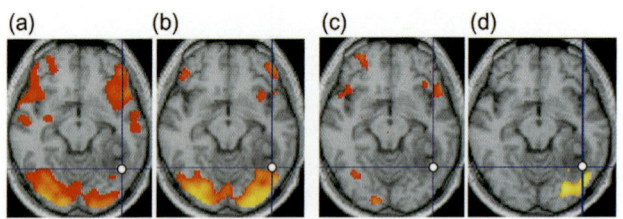

図3-5 VWFA近傍の脳活動 (Ino et al. 2008 より改変) (本文 p.66)
○は35の研究のメタ分析によって同定されたVWFA (Jobard et al. 2003) (a) 1回目、(b) 2回目、(c) 1回目＞2回目、(d) 2回目＞1回目

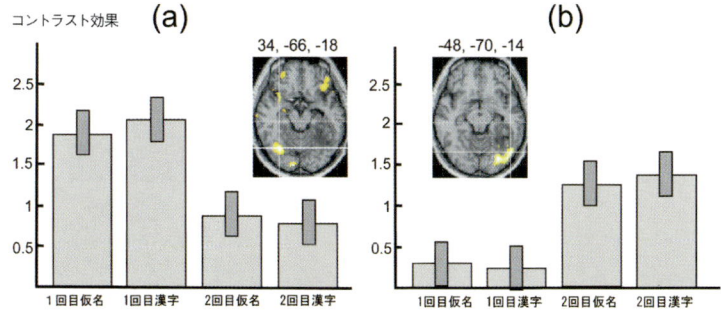

図3－6 VWFA右相同部の活動（Ino et al. 2008 より改変）（本文 p.68）
(a) 1回目の脳活動＞2回目 (b) 2回目の脳活動＞1回目。挿入した図の上の数字は線分が交差した部のMNI座標を示す。グラフはその座標における脳活動を示す。1回目はVWFA右相同部の活動が大きく、2回目はVWFA近傍の活動が大きくなっている。

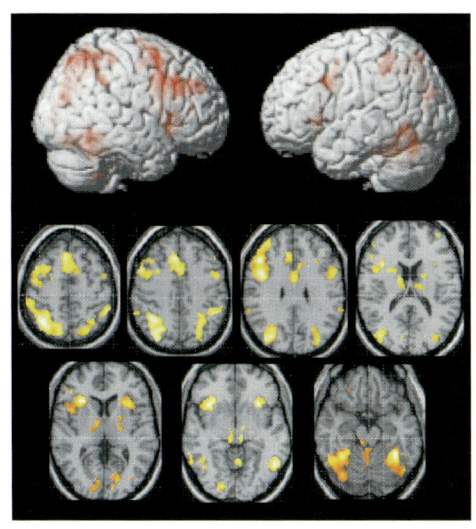

図3－8 単語の選択 漢字＞仮名（Ino et al. 2009 より改変）（本文 p.72）

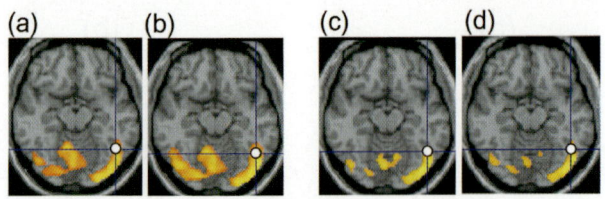

図3−9 VWFA近傍の脳活動（Jobard et al. 2003）（本文 p.72）
○は35の研究のメタアナリシスによって同定されたVWFA
(a) 漢字の単語選択　(b) 仮名の単語選択　(c) 漢字の音読　(d) 仮名の音読

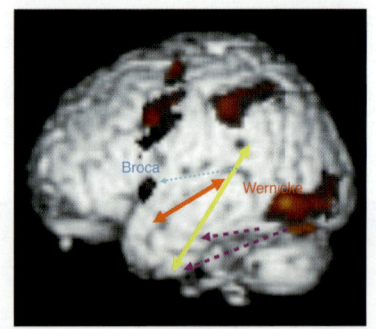

図4−1　人の言語中枢とその結合の模式図（視覚からの読字）（本文 p.84）
目から後頭葉（右）の視覚野に入った信号が前方の言語中枢に伝達される。

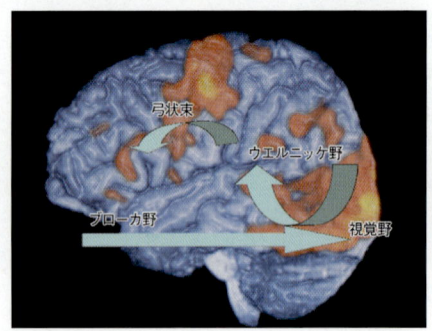

図4−2　硬膜下電極の言語に関する結合性（松本理器博士のデータによる）
（本文 p.87）

電極を挿入した状態で、覚醒状態、行動抑制がないので、読字、発語などを検査することが可能である。複雑に後頭葉から側頭葉、頭頂葉に結合があることがわかる。

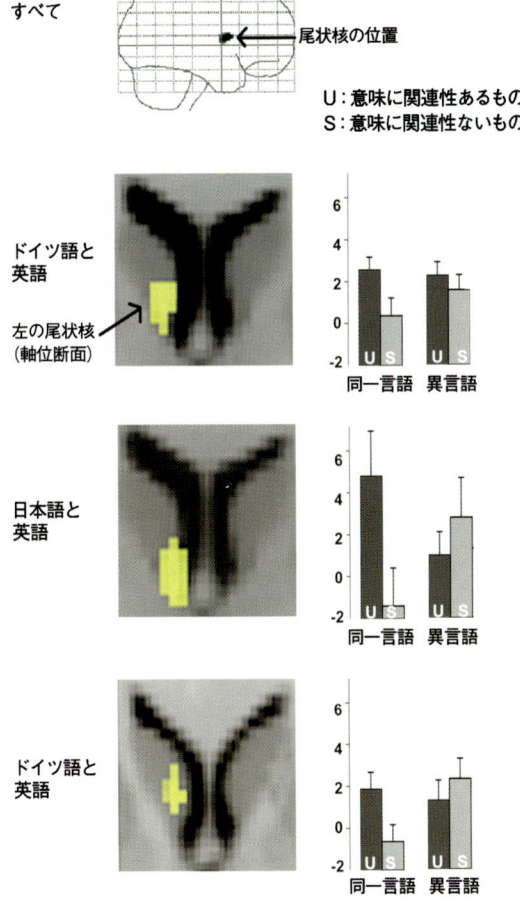

図4-3 英語、ドイツ語、日本語のバイリンガルの左尾状核の賦活
(Crinion et al. 2006) (本文 p.91)

それぞれの言語で、関係のある単語、関係のない単語対において、同じ言語を使う場合と異なった言語を使う場合の比較を行ったところ、同じ言語を使う場合、2つの単語の関連性がない場合、左尾状核の活動が亢進しており、逆に、同じような意味の単語の場合、活動が少ないことが明らかになった。これは、左尾状核が言語特異的な部位であることを示唆する。

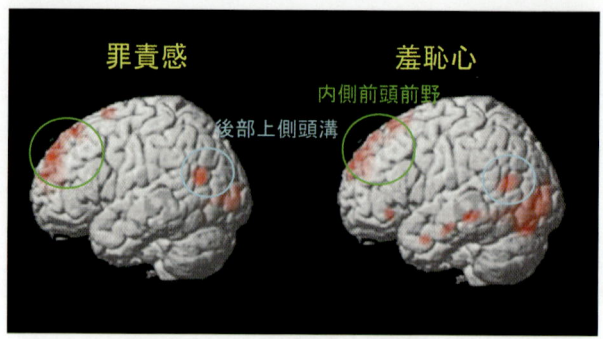

図5-1　罪責感と羞恥心に関連する脳活動（Takahashi 2004b）
（本文 p.99）

ニュートラル文章に比べて罪責感と羞恥心の文章を読んでいるときにより強く賦活された脳部位。罪責感と羞恥心に共通して、内側前頭前野と後部上側頭溝の賦活を認めた。羞恥心条件では加えて上側頭溝の前方や側頭極や眼窩前頭野の賦活を認めた。

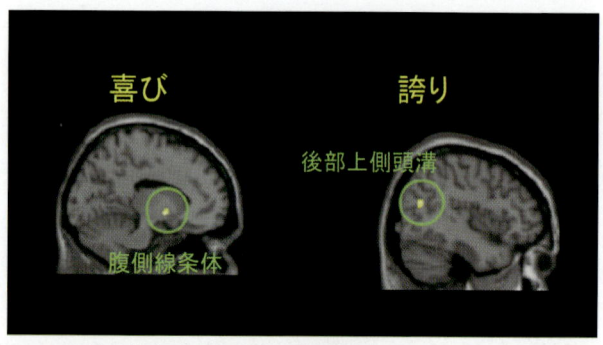

図5-2　誇りと喜びに関連する脳活動（Takahashi 2008）（本文 p.102）

ニュートラル文章に比べて誇りや喜びの文章を読んでいるときにより強く賦活された脳部位。喜びの文章を読んでいる条件では腹側線条体罪の賦活を認めた。誇らしい文章を読んでいる条件では後部上側頭溝の賦活を認めた。

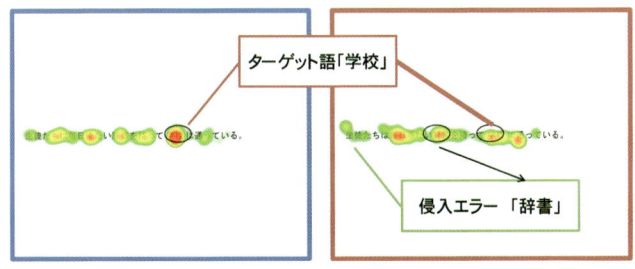

文：生徒たちは毎日重い辞書を持って学校に通っている

図6-3 眼球運動とRST (Azuma et al 2012 より引用)（本文 p.114）

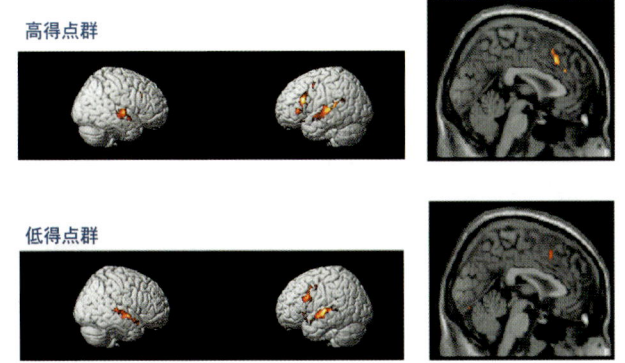

図6-5 高低得点群のリスニングスパン（LST）条件下での fMRI 画像
(Osaka et al. 2003 より改変引用)（本文 p.123）

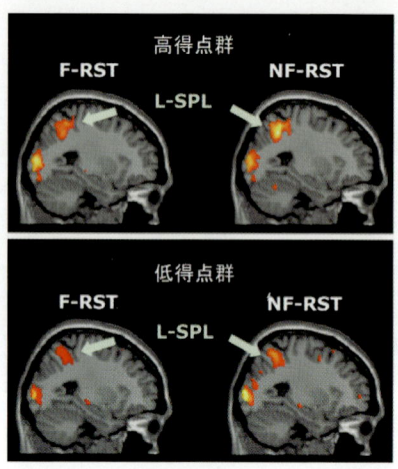

図6-6 フォーカス RST (F-RST) と非フォーカス RST (NF-RST) 条件下での fMRI 画像（苧阪 2006 より引用）（本文 p.127）

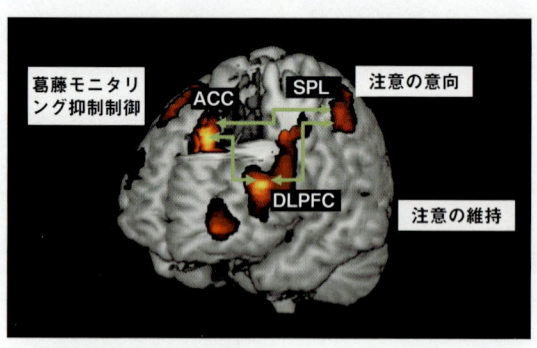

図6-7 中央実行系の脳内機構（SPL, DLPFC と ACC〈内側面〉の位置）（本文 p.128）

ポジティブ RST　　　　　　　ポジティブ再認
＞ 統制 RST　　　　　　　　＞ 統制再認

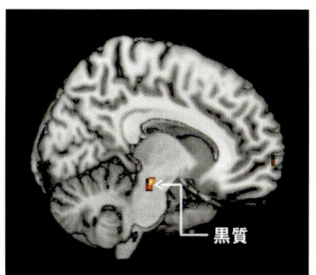 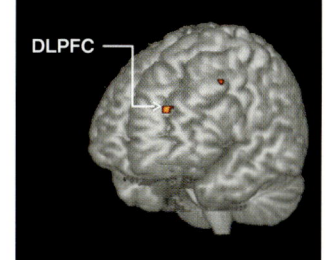

図6－8　ポジティヴ RST の符号化時の fMRI 脳画像
（Osaka et al. 2013 より引用）（本文 p.133）

ネガティヴ RST　　　　　　　ネガティヴ再認
＞ 統制 RST　　　　　　　　＞ 統制再認

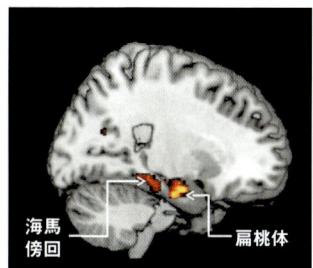 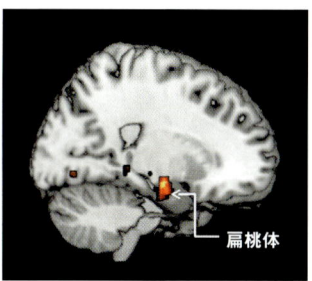

図6－9　ネガティヴＲＳＴの符号化時の fMRI 脳画像
（Osaka et al. 2013 より引用）（本文 p.136）

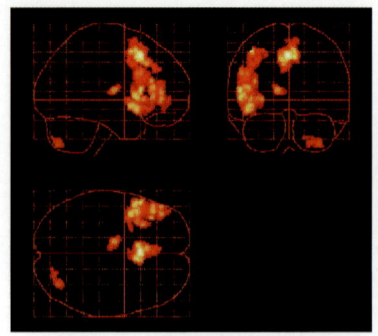 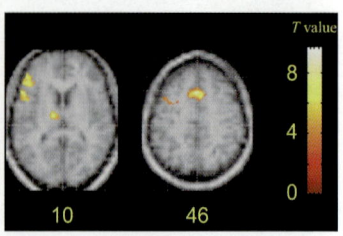

図7−2 痛みのオノマトペによって誘発された前部帯状回（ACC）と下前頭回（IFG）近傍の活性化領域（Osaka et al. 2004 より引用）
（本文 p.159）

（左）グラスブレイン3面図のうち右上（冠状断）では上部中央、左下（軸位断）では中央水平軸上の明るい領域が前部帯状回。同様に、左前頭葉下部の明るい領域が下前頭回に対応。
（右）2つの軸位断でみた同様の活性化領域。

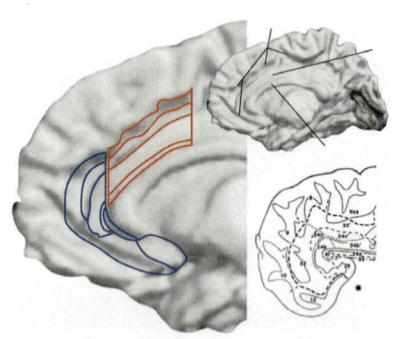

図7−3 前頭葉の内側面で示した前部帯状回（ACC）
（Bush et al. 2000 より引用）（本文 p.159）

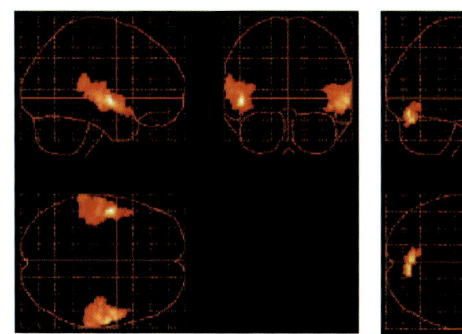 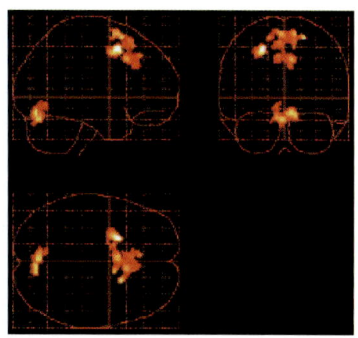

図7−4 笑いのオノマトペで活性化した脳内領域(Osaka et al. 2003 より引用)
(本文 p.161)

無意味つづりを聞いた場合、聴覚野近傍しか活性化しなかったが(左)、笑いのオノマトペを聞いて活性化した領域から左の無意味つづりで活性化した領域を差し引いたデータでは舌状回(視覚領)と前頭葉の補足運動野や前運動野が活性化を示した(右)。

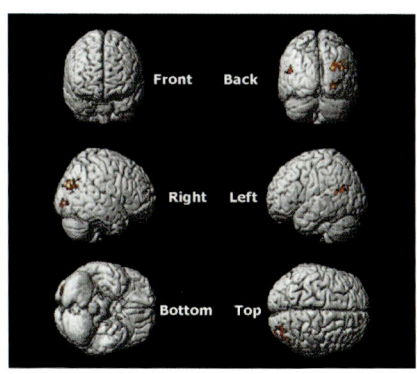 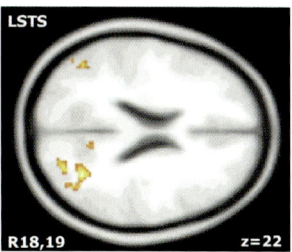

図7−5 ウオーク(歩き)のオノマトペで活性化した脳内領域
(Osaka et al. 2003 より引用)(本文 p.163)

活性化した領域は右の視覚領、左の上側頭溝(STS)などであった(左:上は前後、中は左右、下は上下から見た活性化領域)(右)。縦軸方向の z = 22 の断面図で右の視覚領(R18, 19 野)と左の STS(LSTS)の活性化が認められた。

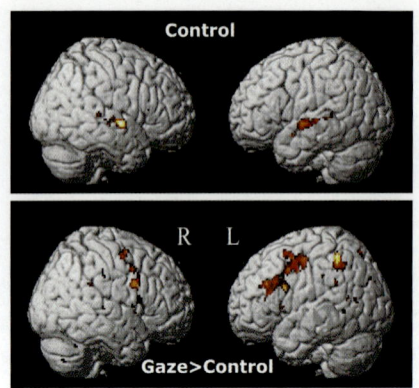

図7-6 凝視のオノマトペで活性化した脳内領域
(Osaka & Osaka 2009 より引用)(本文 p.165)

活性化した領域は前頭眼野、前運動野、上頭頂小葉などであった(上はコントロール条件、下は左右半球でみた活性化領域)。

社会脳シリーズ 7

小説を愉しむ脳
神経文学という新たな領域

苧阪直行 編

新曜社

Social Brain Series Vol.7
Brain Appreciates Literature
New Horizons of Neuroliterature
(Series Editor, Naoyuki Osaka)

「社会脳シリーズ」刊行にあたって

苧阪直行

脳というわずか1リットル半の小宇宙には、銀河系の星の数に匹敵するほどの膨大な数のニューロンがネットワークを形成し、相互に協調あるいは抑制し合いながら、さまざまな社会的意識を生みだしているが、その脳内表現についてはほとんどわかっていない。

17世紀、デカルトは方法的懐疑によって、思考する主体としての自己を「われ思うゆえにわれあり」という命題に見出し、心が自己認識のはたらきをもつことを示した。しかし、デカルトは、この命題を「われ思うゆえに社会あり」あるいは「われ思うゆえに他者あり」というフレームにまで拡張したわけではなかった。自己が社会の中で生かされているなら、それを担う脳もまた社会的存在だといえよう。しかし、自己と他者を結ぶきずなとしての社会意識がどのように脳内に表現されているのかを探る気の遠くなる作業は、はじまったばかりである。そして、この作業は実に魅力ある知的冒険でもある。

脳の研究は20世紀後半から現在に至るまで、その研究を加速させてきたが、それは主として「生物脳（バイオロジカル・ブレイン）」の軸に沿った研究であったといえる。しかし、21世紀初頭

i

から現在に至る10年間で、研究の潮流はヒトを対象とした「社会脳（ソシアル・ブレイン）」あるいは社会神経科学を軸とする研究にコペルニクス的転回をとげてきている。社会脳の研究の中核となるコンセプトは心の志向性（intentionality）にある。たとえば目は志向性をもつが、それは視線に他者の意図が隠されているからである。志向性は心の作用を目標に方向づけるものであり、社会の中の自己と他者をつなぐきずなの基盤ともなる。人類の進化とともに社会脳は、その中心的な担い手である脳の新皮質（とくに前頭葉）のサイズを拡大してきた。霊長類では群れの社会集団のサイズが脳の新皮質の比率と比例するといわれるが、なかでもヒトの比率は最も大きく、安定した社会的つながりを維持できる集団成員もおよそ150名になるといわれる（Dumber 2003）。三人寄れば文殊の知恵というが、この程度の集団成員に達すれば新しい創発的アイデアも生まれやすく、新たな環境への適応も可能になり、社会の複雑化にも対応できるようになる。一方、社会脳は個々のヒトの発達のなかでも形成される。たとえば、幼児は個人差はあるが、およそ4歳以降に他者の心を理解するための「心の理論（theory of mind）」をもつことができるようになるといわれるが、これはこの年齢以降に成熟してゆく社会脳の成熟とかかわりがあるといわれる。他者の心を理解したり、他者と共感するためには、他者の意図の推定ができることが必要であるが、このような能力はやはりこの時期にはじまる前頭葉の機能的成熟がかかわるのである。志向的意識やワーキングメモリなどの分泌性ホルモンがはたらきはじめる時期とも一致するのである。オキシトシンやエンドルフィンなどの分泌性ホルモンも共感を育む脳の成熟を助け、社会的なきず

なを強めたり、安心感をもたらすことで社会脳とかかわることも最近わかってきた。

社会脳の研究は、このような自己と他者をつなぐきずなである共感がなぜ生まれるのかを社会における人間とは何かという問いを通して考える。たとえば共感からどのように笑いや微笑みが生まれるのか、さらにヒトに固有な利他的行為がどのような脳内表現をもつのかにも探求の領域が拡大されてゆくのである（苧阪 2010）。共感とは異なる側面としての自閉症、統合失調症やうつなどの社会性の障害も社会脳の適応不全とかかわることもわかってきた。

さて、脳科学は理系の学問というのが相場であったが、近年人文社会科学も含めて心と脳のかかわりを再考しようとする動きが活発になってきた。たとえば社会脳の神経基盤を研究しその成果を社会に生かすには、自己と他者、あるいは環境を知る神経認知心理学（ニューロコグニティヴサイコロジー）、良心や道徳、さらに宗教についての神経倫理学（ニューロエシックス）、美しさや芸術的共感については神経美学（ニューロエステティクス）、何かをほしがる心、意思決定や報酬期待については神経経済学（ニューロエコノミックス）、社会的存在としての心については神経哲学（ニューロフィロソフィー）、ことばとコミュニケーションについては神経言語学（ニューロリンギスティックス）、小説を愉しむ心については神経文学（ニューロリテラチュア）、乳幼児の発達や創造的な学びについては神経発達学（ニューロディベロプメンツ）、加齢については神経加齢学（ニューロエージング）、注意のコントロールとワーキングメモリについては神経注意学

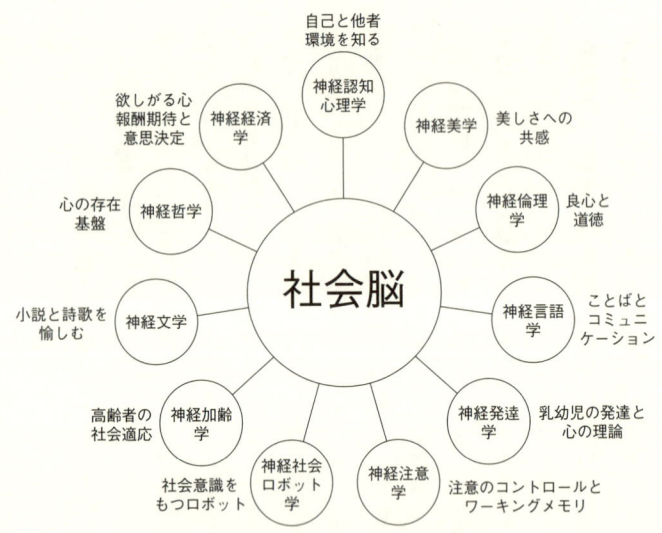

社会脳にかかわるさまざまな学術分野の一例

（ニューロアテンション）、さらにこれらの社会脳の成果を近未来的ブレインマシンインターフェイスで実現する神経社会ロボット学（ニューロソシアルロボティクス）などの新たな学術的ルネサンスがその開花をめざして、そのつぼみを膨らませている。驚くべきことに、いずれも「神経」の後に続くのは多くは文系諸学科の名前であり、社会脳研究が理系と文系の学問を橋渡しし、新たな知識の芽生えを準備する役割をもつことを暗示している。筆者は鋭い理系のクワをもって豊かな文系（人文知）の畑を耕すことが社会脳研究という先端科学を育てる手だてであると信じている。これらの新領域の学問は上の図のように多様な側面から社会脳に光を当てることになろう。

さて、科学（サイエンス）という言葉はラテン語の scientia に由来しており、これは知識を意味する。これに、con（集める）という接頭辞をつけると知識を集める意味になり、さらにこれは意識（consciousness）や良心（conscience）の語源ともなり、科学は社会に根差した営為であることが示唆されている（苧阪 2004）。「社会脳」の新分野は21世紀の新たな科学の研究スタイルの革命をもたらし、広大な領域に成長しつつあるのである。社会脳は人文社会科学と自然科学が協調しあって推進していく科学だともいえる。

この「社会脳シリーズ」がめざすのは、脳の中に表現された社会の姿をあらためて人文社会科学の俎上にのせて、これを広く「社会脳」の立場から再検討し、この近未来の新領域で新たな学術ルネサンスが開花する様子をスケッチすることである。社会脳のありようが人間とは何か、自己とは何かという問いに対する答えのヒントになることを願っている。本シリーズが社会脳研究の新たな展開と魅力を予感させ、多くの読者がこの分野に興味を向けてくれることを期待している。

社会脳の最近の動向を知りたい読者のためには、英文書籍ではあるが最近出版されたばかりの Decety & Cacioppo (2011) をはじめ、Cacioppo, Visser & Pickett (2006)、Cacioppo & Berntson (2005)、Decety & Ickes (2009)、Harmon-Jones & Beer (2009)、Harmon-Jones & Winkielman (2007)、Taylor (2002)、Todorov, Fiske & Prentice (2011) や Zelazo, Chandler & Crone (2010) などが参考になろう（巻末文献欄を参照）。一方、本邦ではこの領域での理系と文系の溝が意外に

深いため、本格的な社会脳関連の出版物がほとんどないことが悔やまれる。

なお、Cacioppo et al. (eds.) (2002) *Foundations in Social Neuroscience* では2002年以前に、また Cacioppo & Berntson (Eds.) (2005) *Social Neuroscience* には2005年以前に刊行された主要な社会神経科学の論文がまとめて見られるので便利である。

社会神経科学領域の専門誌として、2006年から *Social Neuroscience* (2006-) や *Social Cognitive and Affective Neuroscience* (2006-) の刊行が始まっている。なお、日本学術会議「脳と意識」分科会や、日本学術振興会の科学研究費基盤研究(S)「社会脳を担う前頭葉ネットワークの解明」(http://www.social-brain.bun.kyoto-u.ac.jp/) でも2006年から社会脳やシンポジウムで取り上げてきた（その研究や講演をもとに書き下していただいた原稿も本シリーズに含まれている）。編者らは、本シリーズで取り上げた社会脳のさまざまなはたらきを、人文社会科学からのアプローチをも取り込んで社会に生かす「融合社会脳研究センター」を提案していることも附記しておきたい。

【社会脳シリーズ】

1 社会脳科学の展望 ── 脳から社会をみる
2 道徳の神経哲学 ── 神経倫理からみた社会意識の形成
3 注意をコントロールする脳 ── 神経注意学からみた情報の選択と統合
4 美しさと共感を生む脳 ── 神経美学からみた芸術
5 報酬を期待する脳 ── ニューロエコノミクスの新展開
6 自己を知る脳・他者を理解する脳 ── 神経認知心理学からみた心の理論の新展開
7 小説を愉しむ脳 ── 神経文学という新たな領域

以下続刊

8 成長し衰退する脳 ── 神経発達学と加齢学
9 ロボットと共生する社会脳 ── 神経社会ロボット学

社会脳シリーズ7『小説を愉しむ脳――神経文学という新たな領域』への序
――神経文学の秘密の花園への旅

本シリーズの第6巻『自己を知る脳・他者を理解する脳』では、自己と他者が迷路の中でどうつながるのかを解く冒険を試みた。迷路の入り口は見えやすいが、出口を探すのが難しいことは、英国のハンプトンコート宮殿の庭園の迷路と似ている。背丈を越える緑の壁の向こうから他者の話し声は聞こえるが姿は見えない。また、自分がどこにいるのかも判然としない。もっと複雑な庭園迷路として、イタリアのパドバ近郊にあるヴィラ・ピサーニの九重の円形迷路がある。ここでは、迷路の中央に到着すると、そこにラセン階段のついたミネルヴァの小塔があり、この上に上がると眼下で迷う人々の姿が手に取るように見える。ここから再び、出口に至る迷路の道順を確かめておこうとする人々もいる。面白いのは、この塔のテラスには一人の番人が常駐しており、どうしても出られない人がいたら、テラスから迷い人にそこを右へ、次を左へと指示を出すらしい。実際出られなくて困る人も多いようだ。自己と他者の脳内迷路はもっと複雑なのかもしれないし、あるいはもっと単純なのかもしれない。迷路のパズル解きは人生の歩みの縮図のようにも見えてくる。

さて、読むという行為も迷路をたどったところがある。狭い通路をいわば文法にしたがって歩くことで意味がとれる。読む行為は本のページを一行ずつ視線を移動させて、正確に文を読む行為である点で迷路をたどるのと同じである。足ではなく視線を文字の細道に導けないと文は読めない。もっとも、迷路には行き止まりも多いので、文は読めても意味がとれるとは限らない。ちょっと、ユーモアをまじえて紹介すれば、文法は正しいが意味が迷路になる例として「無色の緑の考えは荒れ狂いながら眠る」という言語学者チョムスキーがひねり出した妙な文がある。しかし、この例は、想像力を触発するという意味では味わい深い。

さて、本を読むことは、第6巻のテーマでもある他者の心を読むこととくらべると、その起源はごく新しい。世界には文字を読み、文を理解できない人びとが、現在も7億人を超えると言われている。一方、他者の心を読むには文字は必ずしも必要ではなく、乳児でも母親の心を情動を通して読むことができる。19世紀のドイツの哲学者ショーペンハウエルはその短編「読書について」で、読書は他者にものを考えてもらうことだと述べている。そして、読書は砂の上に残った歩行者（著者）の足跡をたどるようなもので、足跡によって著者のたどった道は見えるが、著者が歩行の途中で何を見たかを知るには自分の目を使わねばならないと述べている。自分の目を使える創造力をもつ読者のみが、読書で新たな世界を発見できるというのである。小説の場合は、足跡をたどり自身の豊かな想像力をはたらかせて、著者の世界と共感する冒険を愉しむことができれば読書の目的は十分達成されたといってよいだろう。社会生活を営みはじめた子どもにとっ

て、物語を読むことで他者の心のはたらきを知るスキルを磨くことも大切である。小説で主人公とそれを取り巻く人々の心を読み解き、それを愉しむことは心の理論を深めることにもなるはずだ。

小説を愉しむといっても、ストーリーの展開を愉しむこともあれば、豊かな自然や心の描写を愉しむこともある。20世紀初頭の米国の作家バーネットの童話『秘密の花園』では、主人公メアリーがレンガの壁に囲まれた秘密の花園への入り口の鍵を見つけてそこに入り、廃園であった花園をヒースやエニシダの咲く庭園に蘇らせるというストーリーが描かれている。本書では、ことばというシンボリックな記号でつくられた秘密の花園を訪ねて、小説や詩歌が想像を味わうことの愉しみを、脳の働きを通して考える冒険を試みる。文章というシンボリックな記号が想像の翼を広げさせ、五感のはたらきをかきたてて詩情豊かな世界を蘇らせ、他者の心を思いやることを可能にする。私たちの心がそれに共感できるのはどのような脳の仕組みによるのだろうか？ この問題を「神経文学 (neuroliterature)」と呼ぶ新たな視座から観察するのが本巻の目的である。ここでいう文学は広くことばによる表現の活動をさすものである。私たちは、新緑に映える黄色いエニシダやヒースの紫色、咲き誇る花の香り、さわやかな春風などを物語を読むことで想像し、脳の中の秘密の花園でそれらを愉しむことができる。小説を読むことや想像することによって、自己の存在感を盛り立てて、創り上げる愉しみを自分のものとしている。バーネットと同時代人であるフランスの作家プルーストの長編心理小説『失われし時を求めて』では、主人公はマドレーヌの味を

x

契機に、子ども時代の楽しいひと夏の休暇のエピソードを思い出し、同時にコンブレーの田舎町の記憶を鮮やかに思い出す。昔の記憶を反芻するごとに、旧い物語が展開されてゆく。ここではなつかしいマドレーヌの菓子の味が、遠い過去と懐かしさを想起させてくれる。ここにも、文学を味わう愉しさがある。

　本邦の文学に目を転じると、漱石は『草枕』で青磁の皿の上で半透明に光線を受ける羊羹（ようかん）の色の具合は一つの美術品であると述べている。見ていて心地がよく思わず手を出してなでてみたくなるとも表現している。後年、谷崎潤一郎は『陰影礼讃』で、漱石の称賛した羊羹に賛同し、陰影の中に日本文化の味わいがあることを指摘した。また、谷崎はローソクの火に照らしだされる味噌汁が黒いうるしの椀に沈んでいるのを見て、深みのあるうまそうな色だと感心している。このような文学的表現には、感性のことばが五感を触発し、豊かな創造の世界を生みだす力があることを示している。眼前の実物の羊羹をみていても必ずしも食欲は起こらないが、感覚のことばで想像力をかきたてられると羊羹が美しくおいしく、また味わってみたいという意欲がわいてくるのは不思議なことだ。プルーストの小説の主人公がマドレーヌの味わいの印象から記憶の扉を次々と開いてゆくように、私たちも小説を読むことで、このような仮想の世界を味わうことができる。ことばに触発された感覚や記憶の世界を神経科学的な実験を通して観察することで、ことばの芸術の不思議な力を解くことができるだろう (Lehrer 2007)。本巻では、読み書きの脳内基盤を文字から探るアプローチ（岩田・河村 2007）に加えて、小説、俳句や川柳などの文芸作品を

読むことで生まれる愉しみが、どのように感情や情感などの共感性とかかわるのかを情動脳のはたらきにも焦点を当てて探るアプローチをとった。

各章の概要

想像力をはたらかせる読書にも、それを可能にさせる眼や脳の仕組みがある。本書では順にその仕組みを見ながら、文がもつ情動の効果について考えてゆきたい。他者の心を読むには内側に加えて外側頭前野を中心とした社会脳のはたらきが必要であるが、小説を読み味わうには内側前頭前野（たとえばワーキングメモリ）などの広汎な認知ネットワークの協調が必要である。まず、文字を読む場合、初期には視覚にかかわる脳領域が、後期には単語や文章を理解する高次の脳のネットワークが必要となる。単語を認知し、文章を理解し、それを味わうには高次視覚野、前頭葉、側頭葉、さらには頭頂葉などの脳のネットワークのはたらきが必要不可欠である。眼球運動、知覚、ワーキングメモリ、長期記憶、言語の構文解析などもかかわる。また、バイリンガルの人々の脳のはたらきをみることで言語や文化の影響を検討することもできる。1章の眼球運動からスタートし、これらのトピックは2章以降で最近の動向をまじえて順次紹介される。

1章では、読書の基礎となる眼球運動のはたらきを行動的データを中心にみる。文章を読むには、視線を次々と移動させて文字を認識してゆく必要がある。眼球運動は3対の眼筋によって動き、それぞれの伸び縮みが調整されることで、読書に必要な視線の移動が瞬時に達成される。眼

球の一時的な停止は停留と呼ばれ、停留と停留を結ぶ跳躍運動はサッカード運動と呼ばれる。眼球はテキストの上を、サッカード運動や200ミリ秒程度の停留を繰り返しながら、読み進む。

なぜこのような眼球運動が必要なのかというと、その理由は、単語や文の認識ができるのは、視野の中心部の中心窩視野というごく狭い領域に限られるためである。中心窩から偏心度が増す周辺視では、視力は急激に低下するため文字の識別は困難となるのだ。

言語比較という観点からは、まず表記の問題がある。日本語と英語文では単語間空白の有無、漢字や仮名などの文字の特徴が異なるため、読書の有効視野が異なることが示される。また、漢字仮名交じり文では一度の停留で5〜7文字を認識していることが移動窓という方法で測定されている。さらに、読みの障害としてディスレクシア症が紹介される。読みのさらに高次な処理については2章以降で紹介されている。

2章では文化差などを通して読み書き能力の脳内機構が論じられる。文字の発明は、人類史上で最も古いと考えられているエジプトの象形文字まで五千年以上もさかのぼることができるといわれる。しかし、文字が発明されて、読み書き能力が広く普及して社会全体で共有されるようになったのはごく最近のことだという。そして、読み書き能力は経験によって獲得されるスキルだと考え、本章の著者は文字はヒトの知覚・運動能力などの体の仕組みに合わせてデザインされてきたと考えている。19世紀末のフランスの神経科医デジェリンは、脳損傷後に文字や単語を読めなくなった患者の症例から、左後頭側頭葉に単語の視覚認知とかかわる神経機構があると推測し

xiii　社会脳シリーズ7『小説を楽しむ脳─神経文学という新たな領域』への序

た。当時のフランスではブローカ野が発話とかかわる中枢であることが発見され、一方、ドイツではウェルニッケ野が理解とかかわる言語中枢として見出されたばかりで、文字認識については熱い関心が寄せられていた。このデジェリンの症例が、後頭側頭領域のいわゆる視覚語形領域についての最近のデハーネらのグループ (Cohen et al. 2000) の研究につながる。さらに、文字からの音韻変換を担う頭頂葉下部・上側頭葉や、語彙と意味をむすびつける左側頭葉外側部などの最近の研究が紹介される。また、書字については、漢字の習得には運動記憶がかかわることをfMRIなどの脳機能画像研究で明らかにしている。デハーネたちのように、もともと存在する脳の類似した機能を再活用して、読み書きのような文化的スキルを神経システムに再構造化して再利用（ニューロン・リサイクリング仮説）するというアイデアはとても面白いものである。この考えによれば、物体認識の脳内機構にうまく相乗りして、もともとの仕組みを使いまわし利用することでスキルとしての読み書きが獲得されると説明できるのだ。

言語の文化差についても、フランス語と中国語の脳内処理について検討してみると、言語による一見異なる表層的な神経活動のパターンにもその基底にある大規模ネットワークのレベルでは、読み書きの神経機構は本質的に同じものではないかとするアイデアも示される。

3章では、日本語の特異性について述べられ、さらに2章でも触れられた視覚語形領域についての症例の検討や議論が紹介される。他の言語にはない日本語の特徴として、書記体系の異なる形態素文字としての漢字と表音文字としての仮名が混在して用いられることから、両者は脳の異

xiv

なる領域で処理されるという。たとえば、文字の視覚情報がまず後頭葉視覚野に入り、仮名は左角回で音韻情報に変換され、漢字は左側頭葉下部で形態情報が分析され、それぞれが言語理解の中枢であるウェルニッケ野に達するというモデルを紹介している。このうち後頭葉から側頭葉にかけての視覚語形領域は、2章でも示されるように、もともと物体認識の経路であったのがリサイクリングされることで読字機構をもつようになったと考える。しかし、視覚語形領域は図形刺激などでも活性化がみられることから、視覚語形領域という命名は必ずしも適切ではないとする研究者もあり、その論争についても紹介している。

　読みの障害の症例として、交通事故により、左側頭葉下部の損傷により文字が読めないなど、当初純粋失読を示した若い患者の回復までの症例をfMRIで追った報告が示され、また、健常者を対象とした研究では漢字と仮名の処理の脳内機構について検討している。一般的にワーキングメモリ容量が大きいほど、難解な文の読解時に、前頭葉、頭頂葉などの中央実行系と言語野、海馬など記憶に関する脳領域が同期して活動することが多いことが示されている。また、寓話集の物語を読んでいる時の脳活動を見ると、前頭葉内側部と楔前部、後部帯状回、側頭頭頂後頭接合部や角回などで、文脈の影響による活動がでてくるという（Xu et al. 2005）。これらの諸領域は個人的な記憶、未来の予測や自己関連の課題で活性化をみせるデフォルトモード・ネットワーク（本シリーズ第1巻参照）とも一致する。想像力を要する、小説を味わう愉しみとデフォルトモード・ネットワークがかかわることがわかれば興味深い。

4章では、バイリンガルの脳内神経基盤が論じられる。本邦でも文化や産業のグローバル化の進展の影響でバイリンガルの若者が増えているが、二つの言語が一つの脳にどのように住みついているのかについて、昔から関心をもたれてきた。言語の表出がブローカ野、認識がウェルニッケ野とかかわることはすでにみたが、両者をつなぐ弓状束と呼ばれる神経線維束が発達していることも重要であるという。弓状束の左右差を見ると、言語機能が存在する左半球の方が発達しており、男女差も認められるというが、バイリンガルとのかかわりについてはよくわかっていないようである。

　二ヵ国語以上の言語を使って生活している人の脳の中で、それぞれの言語はどのように表現されているのかという問題は、非常に興味ある研究課題であるが、研究方法上困難な問題であった。バイリンガルの人の脳機能が、どのようにコントロールされているのか、言語ごとに言語中枢があるのか、同じような言語中枢が仕事を共有しているのか、その場合は、どのように仕事を切り分けしているのかについて、どれが正しいのか、明確な答がなかった。これまでの、英語圏のfMRIを用いたバイリンガル研究では、言語ごとに賦活される部位が異なるという報告はないという。日英語のバイリンガルの場合、一方の言語を話すときには、もう一つの言語は、使われないようにスイッチが切れるような仕組みがあると推測されている。これは、脳が同じ神経回路を使い分け、違う言語を話すメカニズムをはたらかせていると考える方が自然であるように思われる。

本章の著者は、この問題を英語—ドイツ語および英語—日本語の二ヵ国語を話すバイリンガルを対象にfMRIで検討している。そして、二つの同じ意味をもった単語を見たときの結果では、言語の切り替えに、左の尾状核が関係していることを見いだしている。尾状核は脳の大脳基底核に位置し、ここでのスイッチングが言語機能を変換していると考えるのである。リサイクリング仮説も合わせて考えると、脳は言語ごとに脳領域を割り付けるのではなく合理的なスイッチで対応していると考えると興味深い。

5章では、文がもたらす社会的情動の脳内表現について見る。最近、不快な情動における扁桃体の役割についての研究や、喜怒哀楽などの情動についての表情の認知の研究も盛んになってきた。fMRIを用いた読みの知の研究は進んでいるが、情の研究は始まったばかりである。文理解に伴って生じる情動の影響をみることには、小説を読むことがなぜ愉しいのかという本書のテーマへの一つの答えが隠れている。一方、精神疾患には、社会性の情動の障害と考えられる病態も多いといわれる。他者の自己に対する評価を意識するときに生じる情動は、自己意識情動（第6巻参照）といわれるが、これがないと、たとえば、罪責感や羞恥心を正しく認知できない。したがって、社会のルールやモラルを守ることができなくなり、反社会的な逸脱行動につながることにもなる。情動を正しく認知するには、他者の立場に立って相手の気持ちを思いやる心の理論の能力が不可欠である。このような、他人の気持ちを推しはかる能力は物語や映画の登場人物に感情移入したり、ストーリーの展開を予測する能力でもある。その意味で、自己意識情動の神

経基盤を理解することは、登場人物の内的状態や文脈を理解する神経基盤の理解にもつながるのである。

この章では、fMRIを用いて、健常者に罪責感や羞恥心を惹起する短い文章を読ませ、その間の脳活動を測定すると、内側前頭前野（MPFC）と後部上側頭溝（STS）に賦活が生じることを報告している。また、羞恥心の文章ではそれらの領域に加えて側頭極や眼窩前頭葉の賦活が認められた。これらの領域は心の理論ともかかわる領域と推定され、とくに後部上側頭溝は他者の意図を読み取るのに重要な役割を果たし、内側前頭前野はそれらの情報をもとに自己を省みる能力に関与していると考えている。このほか、プライドといったポジティブな自己意識情動についても興味深いデータを報告している。

6章では、文章の理解とワーキングメモリがどのようにかかわるかについて、ポジティブあるいはネガティブな情動を伴う短文を読ませて検討している。小説を読むとき、読んだ内容をすぐに忘れてしまっては、何が書いてあるのか理解できなくなる。文章や単語の意味を追いながら、読んだばかりの内容を一時的な記憶にとどめておく必要があるが、その役割を果たすのがワーキングメモリと注意の実行系だ（第3巻『注意をコントロールする脳』に詳しい）。複雑な文脈をもち複数の登場人物が弱ってくると物忘れが多発するようになるという（苧阪 2014）。複雑な文脈をもち複数の登場人物が登場する物語では、必要な情報を心の中に生きた状態で保持しておかねばならない。文章理解の指標の一つとして、指示代名詞を介して、文中の単語をどの程度長い間保持しておくことが

できるかを調べた研究では、3章で言及されているように、ワーキングメモリ容量が大きいほど長く保持することができるのである（Daneman & Carpenter 1980）。また、ワーキングメモリは長期記憶から情報を検索想起するとともに、思考や学習などの基礎を支えている。この章では、ワーキングメモリのモデルに触れながら、ワーキングメモリ容量がどのように測定されるのかを、短文を用いたリーディングスパンテスト（reading span test）など、言語性の二重課題を例示して解説している。実際、このテストの得点と読解力の相関がかなり高いことがわかっている。さらに、注意のフォーカス化が、理解に不必要な情報をうまく抑制することとかかわることが指摘されている。ワーキングメモリのfMRIによる脳内機構の研究では、単語を音韻に変換し保持する領域として、音韻ストア（phonological store）が側頭後部から頭頂下部にかけての縁上回領域ではたらくと考えている。言語性ワーキングメモリで重要な役割を演じる音韻ループの一部を担うものと考えられている。この領域は、左の前頭葉や側頭葉などと連携して単語とその意味を結びつけていると考えられている。そして、ワーキングメモリ全体の調整を行う領域として背外側前頭前野（DLPFC）や前部帯状回（ACC）が考えられている。

さらに、ポジティブあるいはネガティブな情動を伴う短文を読ませて符号化時や再認時の脳活動を検討した結果、前者ではDLPFC以外では、脳の報酬にかかわる領域が活動を高め、後者では扁桃体や海馬に賦活が認められたという。意識的で知の処理に特化していると考えられてきたワーキングメモリが無意識な情動の影響を受けているとすれば、小説を愉しみ、味わう過程に

もそれが反映されていると考えられ興味深い。

7章では、小説を味わう場合に擬音語や擬態語といったいわゆるオノマトペが与える影響について考えている。本邦の小説や詩歌の表現にはオノマトペが用いられている場合が多く、その目的は生き生きとした感性を示すことにある。リズミカルで身体的躍動感を伴うオノマトペは、ものまねの感性言語でもある。言語学者ソシュールも述べるように、一般的にはことばの意味と語音との間はある定まった結びつきは認められないが、オノマトペでは両者の間に結びつきが認められることが多い（Sapir 1929）。感覚のクオリア表現に由来する感性語であるため、オノマトペには、五感に由来するものが多く含まれることから、小説や詩歌を味わう場合、感覚照応の効果を愉しむということも多い。小説や詩歌にオノマトペが用いられる理由もそこにある。この章では、古典から現代の小説や詩歌にオノマトペがどのように生かされてきたかを、日本の伝統文化の流れの一つである「をかし」に根差した文化の流れから考えている。そして、オノマトペの単語を閉眼下で聴覚的に提示するfMRIの実験で観察した結果、ネガティブなオノマトペであるズキズキなど心理的な痛みは前部帯状回（ACC）などの情動領域を、ポジティブなオノマトペであるゲラゲラなどの笑いは視覚領の舌状回や運動前野・補足運動野などを、ヨタヨタなどの歩き、ジロジロなどの凝視表現ではそれぞれ上側頭溝（STS）や前頭眼野などを賦活することがわかった。オノマトペの伝統的文化をもつ本邦の文学は、独自の発展を遂げてきたが、小説や詩歌を読むときに味わう楽しさもまた、オノマトペに触発される脳内領域があることを示唆してい

る。オノマトペは文学や詩歌を鑑賞するときに、読み手の意識には入ってこないが、その潜在的なイメージ喚起力によって、情動的な理解を促進する力をもっていると考えられる。

本巻では、小説や詩歌を読むことが想像力を高め、感情を豊かに蘇らせ、それらが読むことの愉しみを支えていることを明らかにした。そして、その背景には読みという知を駆動する脳のはたらきと、それを包み込む情動を司る社会脳の相互作用があることが判明した。「神経文学」という新たな領域が拓かれ、社会脳の研究がさらに進展することを願っている。諸般の都合から原稿受領後二年以上もお待ちいただいた執筆者の先生方にはお詫びを申し上げたい。また、本巻についても編集上でお世話になった新曜社の塩浦暲氏に感謝を表したい。

苧阪直行

目次

「社会脳シリーズ」刊行にあたって　i

社会脳シリーズ7『小説を愉しむ脳 ── 神経文学という新たな領域』への序　viii

1　読みの神経機構　　芋阪直行　1

はじめに　1

目の動きは心の窓 ── 目の運動を支える眼筋　3

知を歩く ── テキスト上の眼球移動　4

読書と眼球運動　5

英語と日本語の読みの違い　10

眼球運動で測る意識の窓 ── 言語比較　14

ディスレクシア ── 読みの障害　22

おわりに　24

2 読み書き能力の脳内機構 ── 文化差の影響　中村仁洋

文字の発明と識字能力の普及 … 27
読み書きの脳内機構についての古典的モデル … 29
読み書き能力の普遍性と文化的特異性 … 33
文字のニューロン、顔のニューロン … 36
脳内機構の恒常性 ── 文化間比較による検証 … 39
目で読む、手で読む … 46
おわりに … 49

3 読書と脳　猪野正志

はじめに … 51
日本語の特異性 … 53
欧米語の読みとVWFAの提唱 … 55
VWFAを含む左側頭葉下部病変により純粋失読を呈した症例 … 61
症例に対するfMRI … 64
VWFA障害に対する右相同部の代償 … 67
仮名と漢字の単語の読みにおける脳活動 … 69
漢字は仮名より右半球の関与がやや大きい … 74

文を読むときの脳活動 75
文章（テキスト）を読むときの脳活動 77
おわりに 81

4 バイリンガルの脳内神経基盤　　福山秀直 83

はじめに 83
バイリンガルの脳機能研究の現状 85
英語－ドイツ語、英語－日本語のバイリンガルの比較研究 89

5 文章が創発する社会的情動の脳内表現　　高橋英彦 93

はじめに 93
情動のfMRI研究の潮流 94
社会的情動と文脈の理解 96
罪責感や羞恥心に関する脳活動 97
誇り（プライド）に関する脳活動 100
おわりに 103

6 読書における文の理解とワーキングメモリ　　苧阪満里子

文章を読みながら記憶すること … 105
読みの理解にかかわるワーキングメモリを測る … 107
RSTの侵入エラーと注意制御 … 112
フォーカスと言語理解 … 116
言語理解の脳内機構 … 120
グループ間の差 … 122
注意のフォーカスの脳内機構の探索 … 125
情動とワーキングメモリ … 129
情動RST実施中の脳活動 … 132
おわりに … 136

7 オノマトペ表現を愉しむ脳　　苧阪直行

はじめに … 139
オノマトペの役割と起源 … 141
感覚とオノマトペ … 144
オノマトペの感覚照応 … 146
クオリアのことば … 148

xxv　目　次

オノマトペの歴史 150
擬音語と擬態語 151
小説とオノマトペ 152
詩歌とオノマトペ 154
痛みのオノマトペと社会脳 156
オノマトペの脳内表現——fMRIによる実験 160
おわりに 166

引用文献 (7)
事項索引 (2)
人名索引 (1)

装幀＝虎尾　隆

1 読みの神経機構

苧阪直行

はじめに

　読むという行動は、見る、書く、話す、さらに理解することと相互にかかわりあっている。読むという心の情報処理は、このような行動の中ではじめてその存在意義をもつといえる。読むということばは、文字や文書を見て意味を解いてゆくという本来の意味以外に、広辞苑を引くと「読む」という、文字や文書を見て意味を解いてゆくという本来の意味以外に、文章、詩歌や経文などを、一字ずつ声を出して唱える、詩歌を作る、数えるといった意味も含まれる。さらに、顔色を読むとか、腹を読むなど外面に現れた状況から、心の内面を推測するという意味もある。本シリーズ第6巻『自己を知る脳・他者を理解する脳』で取り上げた「心の理論」は、他者の心を読む（マインドリーディング）という心理学の理論であるが、ここにも外面

に現れた状況から、他者のこころのはたらきを予測し理解するという意味が込められている。他者の心を読むことは、多数の他者とともに生活する社会的存在であるヒトにとって重要である。将棋や囲碁でも、先の手を考えるという意味で先んじて読むことが必要とされる。さらに、文字を表記する場合は言語や文化の影響も大きい。たとえば、文字を読む脳のメカニズムは英語などのアルファベットと漢字では異なる。

以上のように、読むという心のはたらきには、予測という心の機能がかかわることが多い。「心の理論」によって相手の心を予測するには、社会脳のうち内側前頭前野（MPFC）、側頭葉や頭頂葉の協調したネットワークのはたらきが重要であることは第6巻（1章）などでも見た通りである。しかし、本巻では小説や詩歌を読む楽しみ、そしてそれをもたらす眼の運動について見てみたい。読む楽しみは、広く小説、俳句や川柳などの芸術作品を眼で読むこと、そしてその理解に伴う感情や情感などを味わうことも含まれる（3章、5章参照）。

さて、読むことのサイエンスを考えるためには、それを支える眼球運動のような初期のメカニズムと、文の理解など後期メカニズムの両方を考える必要がある。読むという行動は、印刷あるいはディスプレイに表示された文字を、視線を次々と移動させて認識する知覚レベルのはたらきと、単語や文章の意味を理解し、さらに読んだ文を統合的に理解するワーキングメモリなどの認知レベルのはたらきと、読書の基礎として視線の移動を実現する眼球運動、さらに読書の有効視野について見てみる。まず読書にとってなくてはならない眼の動きと、それ

を支える構造と機能を見てゆきたい。

目の動きは心の窓 —— 眼の運動を支える眼筋

歩くときは両足が順次前に出るが、読書時には両眼は同時に協調して動く。文字を的確に視線の先端でとらえるには精緻な眼球運動を支える眼の筋肉が必要である。図1－1は右眼の眼球運動をコントロールする6つの外眼筋（3対の筋肉）を示す。上下の動きは上直筋と下直筋、左右の動きは内側直筋と外側直筋、斜め方向の動きは上斜筋と下斜筋がかかわる。それぞれの伸び縮みが調整されることで、瞬時に精密な視線の移動が達成される。これらの6つの筋肉は外部からは見えないが、身体のなかで最も高速で素早く反応する筋肉の制御系とされている。両眼の視線が同時に内側を向く協調運動はとくに輻輳運動といわれ、見る距離によって視線の中心焦点を合わせたり、両眼立体視を支えたりするのに必要であるが、ここでは触れない。目を見れば心がわかる、

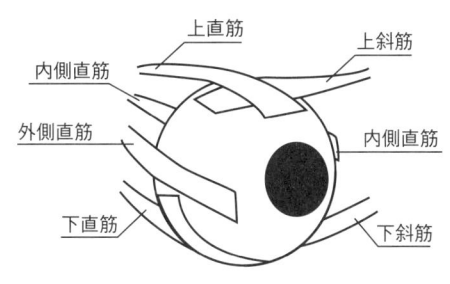

図1－1　眼球運動とかかわる6つの外眼筋（Sekuler & Blake 1990を改変）

といわれるが目の動きを見ることで、もっと相手の心を読むことができる。目の動きこそ心の窓なのだ。

知を歩く——テキスト上の眼球移動

回遊式庭園を歩く場合に、飛び石伝いに歩みを進めることがある。この場合は足で歩くのではなく、テキストの中の文字の上を眼で歩くのである。読書は知を歩くつまり、テキスト上で眼球を移動させながら知の情報処理を行うことといえる。そして、飛び石のかわりに眼が一瞬止まるのは、漢字仮名交じりの日本文では、たとえば漢字の上なのである。

目の運動は足の運動と同様の身体の運動で、脳の対応領域がコントロールしている。とくに、脳幹の中心にある中脳の上丘は、注視のための眼球の運動のコントロールとかかわり、ここには視神経などを経由した後頭葉の視覚皮質からの情報も入ってくる。眼から視神経によって後頭葉の視覚皮質に運ばれた文字の認識や理解は、さらに高次な視覚皮質や前頭葉、側頭葉や頭頂葉における一連の言語情報処理の流れの中で行われる。このうち後頭葉から側頭葉にかけての視覚語形領域 (visual word form area : VWFA) は単語の形の認知にかかわるとされ、デハーネらのグ

ループ (Cohen et al 2000) は、この領域が、もともと物体認識の経路であったのがリサイクリングされることで読字機構をもつようになったと考えている（2章および3章を参照）。VWFAは側頭葉と頭頂葉にまたがる領域を占める。そして、背側の視覚経路ともつながる頭頂葉後部領域は、文字を音韻に変換する作業にかかわり、また左の前頭葉や側頭葉などと連携して単語とその意味を結びつけていると考えられている。意味の理解や文法規則による解釈は前頭葉、側頭葉や頭頂葉ではたらく独自の言語処理や注意のシステムで行われる（2章、3章を参照）。さらに、単語や文が担う感情情報の処理は主に中脳や辺縁系脳などがかかわる。要するに、読書は眼球を移動させながら、逐次的に文の理解を深めること、つまり知を歩くことであり、それに伴う情感を味わうことであるといえる。

読書と眼球運動

読むことは絶え間のない視線の移動を必要とする。しかし、視線の移動に伴う眼球運動をとくに意識することは少ない。読書は一見意識的な情報処理の典型のように思われるが、実際は眼球運動についていえば、なかば自動的で意識が介入しない行動に近い。これは、歩くときに両足をどう動かすのかが意識にのぼらないことに似ている。

1 読みの神経機構

さて、知を歩き、そこから文の意味を理解できるのは、視野の中心部の中心窩視野（網膜の中心窩近傍に対応）と呼ばれるごく狭い領域にテキストが入ったときである。眼球の運動の一時的な停止は停留（fixation）と呼ばれ、停留と停留を結ぶ跳躍運動はサッカード運動（saccadic eye movement）と呼ばれる。眼球はテキストの上を、サッカード運動や停留を繰り返しながら、読み進む。サッカード運動を自分で感じてみるには、両手の人差し指を少し離して眼前に立てて、左右の指に交互に視線を動かすことで経験できる。指の間が広くなると、スムーズな運動ではなく途中で、ぎくしゃくした運動が混じることが経験できる（頭部は動かさずにおく）。この経験は、サッカード運動がスムーズな追従運動ではないことを教えてくれる。サッカード運動は、テニスやサッカーのボールを眼で追う時にみられる低速のスムーズな追従眼球運動（smooth pursuit eye movement）とは違い、いわばディジタル的な非連続な運動だ。追従眼球運動を体験するのも簡単で、片手の指を動かしながら、それを眼で追うと実感できる。この二種の眼球運動によってわれわれは世界を認識している。サッカード運動は、注視のための高速の眼の動きといえるが、この運動中には文字はブレて見えるため読めないが、このブレた像の運動は高速の移動運動なので、運動中には文字はブレて見えるため読めないが、このブレた像を知覚しないですむようなサッカード抑制のメカニズムももっている（Osaka 1987）。停留によって、はじめて中心窩近傍に落ちるテキストの一部（通常日本語で7文字程度）がクリアに見えるのだ。つまり読書とは、サッカード運動と停留の繰り返しでテキストの意味を解いてゆくことになる。ちなみに、このような眼球運動は読書に限らず、ほとんどの日常的な視覚情報の処理に

用いられている。注意を引く対象に向かって、眼球は次々とストップ・アンド・ゴー（停留＋サッカード）というせわしい眼球の移動を行うことで、まわりの視覚的環境を認知している。

さて、読書時のサッカード眼球運動は、およそ数十ミリ秒持続し、およそ200～250ミリ秒の停留がそれに続く。では、サッカード運動が必要になる理由はどこにあるのだろうか？　それは、眼の中心窩近傍でしか対象の形や色が正確に認識できないこと、つまり視野の認識機能が周辺視になるほど低下することによっている。見ている世界は主観的には、どの視野の部分でも均等に滑らかにつながっているように感じるが、実はそうではない。たとえば、眼前に自分の左の指先を凝視している時に、凝視を維持したまま右の指先を周辺視で観察すると、右の指先は形も色も左より見えにくいことが理解できる。図1－2のように、視力が中心窩から周辺に行くほどシャープに低下するためである（図は右眼で見た視野を示す）。眼球の奥の網膜は錐体（cone）と桿体（rod）と呼ばれる二種の視細胞があり、その分布をみると、錐体は中心窩で密度が高く、周辺ほど急激に少なくなる（図1－3）。錐体は赤、緑と青の波長に対してそれぞれ感受性の高い三種の視細胞からなり、主に色と形の知覚を司る。一方、桿体は中心窩にはなく、視角で周辺20度近傍に最大密度をもち、主に明るさの知覚を司る。星空を見上げたとき、中心窩では6等星は見ることができないが、少し周辺（20度）にずらすと観察できるのはこのためであり、桿体は明るさに対して高感度の感受性をもつことがわかる。桿体が夜の目で高感度の白黒フィルムだと

1　読みの神経機構

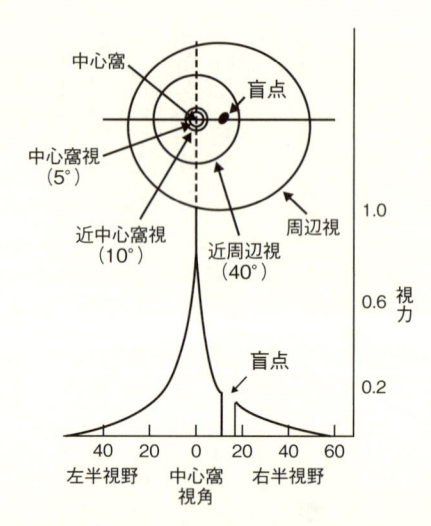

図1−2 読書と中心・周辺視力（右眼）（水平軸に沿って）（苧阪 1998 を改変）

すると、錐体は昼の目でカラーフィルムであるともいえよう。錐体密度が空間視力と密接にかかわることは、図1−2の視力と図1−3の錐体密度の形状が中心窩を中心に急にシャープになっている様子からわかる。このような網膜の二重構造に由来する、視力の低下を避けるために、眼球運動があるといえる。

それでは、周辺視は読書の役には立たないのかというと、そうではない。読み進む先に注意を向け、次のサッカードの着地位置をさぐる役割をもっている。たとえば、読みの方向が右に進む場合は、右方向に有効視野が近周辺視野まで広がっている（プレビュー領域）ことが多いのである（Rayner 1999）。

眼球運動は、常に文字を中心窩で捕捉するために必要なのであるが、その理由は、このような網膜の二重性にある。網膜の中心部で

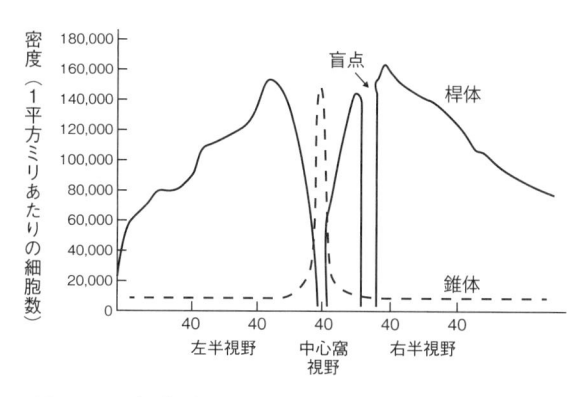

図の軸ラベル：密度（1平方ミリあたりの細胞数）、180,000〜0。横軸：左半視野、中心窩視野、右半視野。盲点、桿体、錐体。

図１－３　網膜の視細胞の二重構造（Sekuler & Blake 1990）

ある中心窩（fovea ―黄斑部）とその近傍でしか文字は読めないのである（Osaka 1999）。中心窩は高い精度で対象の形や色彩を見ることができるため、読書をはじめとする視覚的情報処理にかかわる日常生活で重要な領域なのである。ある一点を凝視している時、視野が中心窩から近中心、周辺と外側に移るにつれて視力は急激に低下する（中心窩の外を傍中心窩と呼ぶこともある）。左右の眼球には視神経束が眼球からでる盲点と呼ばれる部位があり、ここには視細胞がないためものは見えない（図では視角で右15度近傍に盲点がある）。偏心度が20度程度離れた近周辺視では視力は中心窩と比較して20％程度に低下するので、文字の識別は困難である。

このような視力の低下は、すでに述べたように、網膜の錐体細胞の密度に依存する。文字をとらえることのできるのは眼球運動が停留した200〜250ミリ秒程度の、これもやはり短い時間の間だけである。読書では、周辺視は、読み進む方向にむけて（プレビュー領域内）、文字

9 　1　読みの神経機構

や行などの粗い情報の処理を行い、次のサッカードの着地点を決めるのに一つの役割を演じている。また、読みが熟達すると、仮説を作り上げながら、プレビューなどからの情報を予測し、さらにそれを読み手の知識と結びつけるということも可能になってくる。

英語と日本語の読みの違い

ことばの表記は言語によって異なるが、言語によって眼球運動がどのような影響を受けるかを考えてみたい。ここでは、まず英語と日本語の表記上の違いについて見てみたい。日本語と英語で見られる見かけ上の表記上の違いは、英語には単語間に空白スペースがあり、日本語にはないことである。英語の場合はこの空白があるため、単語の区切りが明確でサッカードや停留のコントロールがしやすい。単語と空白スペースは飛び石とその間の役割をもつと考えられる。このスペースのおかげで、読みの効率は上がるが、日本語は仮名と漢字が入り混じっている上、単語間に空白スペースがない。読書時の眼球運動は、なかば自動的で意識に入ってこないのでサッカード運動を行い、どこに停留するかを決感じることは少ない。とはいっても、どこまでサッカード運動を行い、どこに停留するかを決めるのが少し難しくなることが多いが、英語では目的語と述語の位置が入れ替わる。日本語では、主語が何をす）となる英語では、主語＋目的語＋述語（動詞や状態を表

したか、あるいはその状態が最後にわかるので、長い文の場合、それまでの情報をワーキングメモリに一時的に保持せねばならないが、英語ではかならずしもそうではないことも、相違の一つといえる。

日本語は漢字と2種類の仮名という、違った表記をもっているため、それぞれに対応した読字の神経ルートがかかわるという考えがある。漢字は中国人の読み手にも見られるルートで、仮名はアルファベットの読み手に近いルートで認識を行っているというアイデアである。表記モードは後頭から側頭にかけての視覚語形領域（VWFA）では共通であるが、前頭葉のブローカ野に情報が達すると、単語の音韻と意味を解釈する過程に入り、ここで処理のルートは漢字と仮名のルートに分かれるという。さらに、下部の頭頂葉に広がる領域に達すると、到着する音の意味の解釈という高次な分析が行われる。

本邦で、漢字仮名交じり文の読みを眼球運動との関連で検討した研究は古くからある（元良 1895; 田中 1916; 山本 1935; 神部 1986）。しかし、これらの研究では、1回の停留で何文字が見えるかを推定した実験もあるが、有効視野の考えを導入したものは見当たらない。有効視野 (effective visual field) とは、ある課題の遂行中に停留時に有用な情報を得ることができる視野の範囲であり、中心窩視野を中心として、ある広がりをもって展開する範囲をいう。知覚の範囲 (perceptual span) と呼ばれることもある。この領域は想像以上に狭い（Ikeda & Saida 1978）。また、有効視野は認知的負荷によっても、一定の遂行水準に達し得る視野の領域は異なることが知

片仮名

平仮名

漢字仮名
混じり文

├─┤
5°

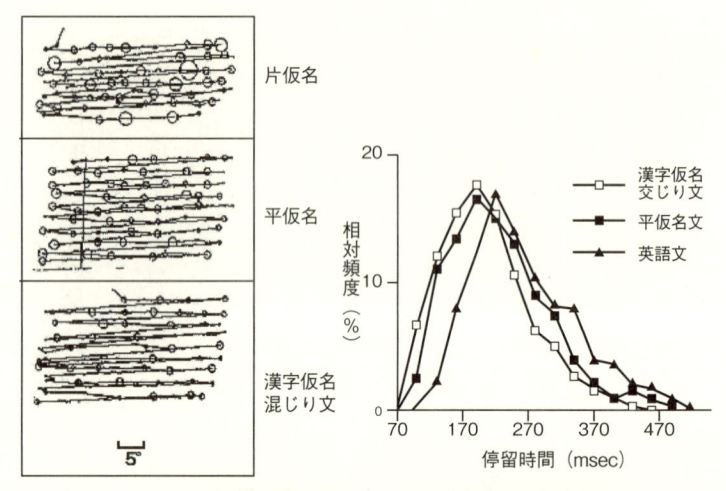

図1-4 日本語や英語のテキストを読んだ場合の眼球の軌跡と相対頻度の例（苧阪 1998; Osaka 1992）

（左）読書中の眼球運動の軌跡例（横表記文）。片仮名・平仮名表記文と漢字仮名交じり文での比較。円は停留位置を示し、その大きさは停留時間の長さを示す。下には視覚で5°の幅を示す。
（右）各条件での読書中の眼球運動の停留時間の分布。

られている。たとえば、中心窩視で高度な負荷作業を行っているとき、低い負荷を課した場合と比べて、測定される有効視野は半分程度に狭小化することも報告されている（Williams 1982）。

さて、話を戻すが、漢字仮名交じり文の読みでも、空白スペースに準じたはたらきをしていると考えられるものに仮名がある。仮名はアルファベットと同様に、比較的単純な文字の構造（低い空間周波数で十分読める）をもつため、表記に複雑な構造をもつ漢字が混じることで、漢字仮名交じり文において仮名は空白スペースの役割を演じている可能性がある。この

問題を少し考えてみたい。

漢字仮名交じり文は平仮名や平仮名のみで表記することもできる。もし空白なしの平仮名のみで書かれた文を読ませると、同音異義語などの識別問題もあり、眼球の運動——知を歩く効率——は落ちるはずである。そこで、表記の違いが眼球運動にどのように反映されるかを検討する実験を行った。

具体例を見てみよう。図1－4は日本語の3種の表記テキストを読んだ場合の眼球の軌跡と相対頻度の例を示したものである。片仮名・平仮名表記文は漢字仮名交じり文と比べて読みにくいことがわかる（左図）。文字の逐次読みが多く、停留時間がやや長くなることがわかる。一方、漢字仮名交じり文はサッカードの距離もやや長く、停留時間も少ないことから効率的な読みが達成されていることがわかる。漢字に仮名が混じることで、英語の単語間空白の役割に似た効果が生まれているようである（苧阪 1998）。

複雑な字形である漢字と単純な仮名をより分けて、停留位置が情報量の多い漢字に来るよう飛び石の方略を用いてテキストを読んでいる様子が、別の研究でも判明している（Kajii & Osaka 2000, Kajii et al. 2001）。漢字は中心窩近傍でしか読めないが、仮名は単純な文字の構造をもつので、近周辺でも読むことができる。というのも、漢字はストローク数が増加するにつれて、高い空間周波数での分析が必要となり、中心窩近傍でとらえることが必須であるが、仮名は低い空間周波数での分析で十分補完推定できるためであると考えられるのである。中心窩では高い空間周

波数の分析ができるが、周辺になるほど空間周波数の分析は粗くなるためである。もう一つの理由は、漢字は名詞や動詞など意味的な内容語を示し、強調されるべき単語を示す場合が多いのに対し、仮名は助動詞、助詞や接続詞など機能語として表記されることが多いので、助詞や接続詞は周辺視でいわば飛ばし読みができるのである。日本語は漢字のような形態文字と仮名のような音節文字からなるハイブリッド言語なのである（Rayner & Pollatsek 1989）。

眼球運動で測る意識の窓──言語比較

既に述べたように、サッカード運動と停留時間という指標は、読書の科学的探究にとって強力な研究の道具となる、つまり心の窓のはたらきの指標となる。しかし、一口に読書といっても、読む内容によってサッカード運動も停留時間も変わってくるはずである。恋愛小説は楽しくどんどん読めそうだし、数学のテキストでは難しく時間もかかりそうだ。実際、そのような内容の違いが眼球運動にどのように反映されるかをみた研究がある。読みと眼球運動の研究を長期にわたって行ってきたレイナーとポラチェック（Rayner & Pollatsek 1989）は、英語の場合、読む内容のちがいがサッカード運動の距離（長さ：文字単位）や停留時間とどうかかわるかを調べている。

14

表1-1 さまざまな内容のテキストを読む場合の停留時間、サッカード距離、戻り読みおよび1分間に読める単語数

(いずれも平均値)(Rayner & Pollatsek 1989)

読む内容	停留時間 (ミリ秒)	サッカード距離 (文字数)	戻り読み(%)	1分間に読める 単語数
軽い小説	202	9.2	3	365
新聞	209	8.3	6	321
歴史	222	8.3	4	313
心理学	216	8.1	11	308
英文学	220	7.9	10	305
経済学	233	7.0	11	268
数学	254	7.3	18	243
物理学	261	6.9	17	238
生物学	264	6.8	18	233
平均	231	7.8	11	288

軽い読み物(小説)や新聞、さらに歴史学、心理学、英文学、経済学、数学、物理学や生物学のテキストを読んでいるときの眼球運動を調べると、予想通りの結果がでた。小説の停留時間は平均202ミリ秒でサッカードの距離が平均9・2文字(英語)であるのに対して、数学のテキストはそれぞれの値が254ミリ秒と7・3文字であった(表1-1)。小説は数学より50ミリ秒程度早く、また文字も2文字程度余分に読めることがわかった。つまり、小説は、どんどん読めるが、数学のような難しいテキストでは、分かりにくい個所は戻り読みすることが多く、時間がかかる。総合的指標である1分間当たりに読める単語の数も、小説では365語であるのに、数学では243語と少ない。新聞の場合は321語なので、小説よりも少し時間がかかるようだ。すべての条件の平均は停留時間で231ミリ秒、サッカードの距離で7・8文字、戻り読み11%で1分当

たり288語であった。

このようなデータを整理し直すと、停留時間やサッカード運動の距離の相対的な頻度の分布を求めることができる。図1-5がその分布図で、停留時間は100〜500ミリ秒の範囲で生じ、平均が200〜250ミリ秒程度であることがグラフから読み取れ、表1-1のデータとも一致することがわかる。一方、サッカード距離は1〜20文字の範囲で生じ、平均が10文字程度であることがグラフから読み取れ、表1-1のデータとも一致することがわかる。これらのデータは、健常成人のデータに基づくが、読み書きを学習中の子どもや、視力に障害のある高齢者では停留時間はもっと長く、サッカード距離は短くなる。実際、読みの眼球運動には学習、発達や加齢という条件が影響すると同時に個人差も大きい。

「眼は単語や文のどの位置を見ているのか?」、あるいは「眼は現在の停留位置から次の停留位置をどのように決めるのか?」といった問題を実験的に検討するのが、眼球運動を指標にした読みの研究のテーマの一つである。眼がもつ特徴として、外界を網膜上に写し取る認識器官としてのはたらきと、外界への能動的探索器官としてのはたらきの二重性がある。この二重機制が互いに矛盾せずに調和的にはたらくのは、すでに述べたように洗練された協調的な眼球運動のおかげである。次の停留位置をどのように決めるのか、という問題については周辺視が次の停留位置を決定するサッカード運動を決めるのに重要であることはすでに早くから指摘されてきた(Hochberg 1970; Rayner 1975)。読み手がある文字に停留しているとき、周辺視野からもたらされる有効な情報とはどのようなものかという問題については、単語の長さ、複雑さ、初頭と終端文

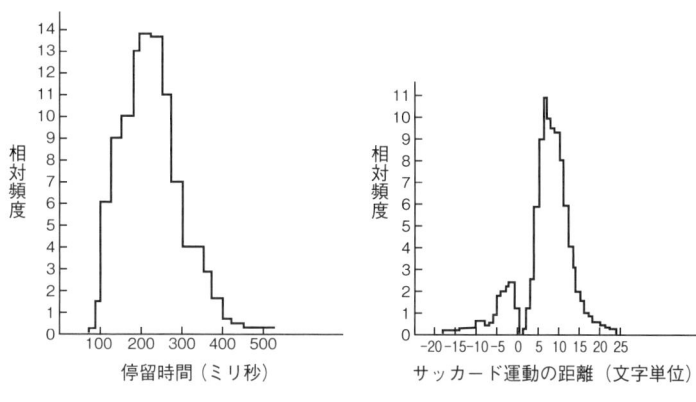

図1−5　平均停留時間とサッカード運動の距離 (Rayner & Pollatsek 1989)

字などであり、このような周辺情報を用いて読み手は効率の良い読みを維持するのである (Gibson & Levin 1975)。

読みの眼球運動を行っているときに、眼球の移動とともにアパーチャー(のぞき窓のような、そこだけが透けて見える移動する窓)も移動するような窓を人工的にパソコンのスクリーン上に生成することができれば、一度の停留で、どのくらいの文字数を読んでいるのかがわかる。眼を動かすと、注視している中心窩近傍のテキストだけが、たとえば4文字の移動窓 (moving window：MW) を通して読めるのである。材料はテキストでなく、たとえば人の顔でもよい。この場合は移動窓をどのくらい広げて探索すると、すぐに誰の顔かがわかるのかが検討できる。

図1−6は、移動窓の仕組みの原理を示す。移動窓は、この例では、7文字×2行の縦読み用のテキストとして現れる。図中の (C) は観察者の眼の角膜で、

赤外線ビーム（IRB）が角膜に照射され、受光器（R）で反射光を検出することによって、刻々と変わる眼球の位置をとらえる、眼球運動測定装置（EMR）で二次元の座標が即時に計算される。そのデータを用いて、視線位置の中心から一定のサイズの移動窓を次々切り出して、スクリーン上の画像記憶領域でテキストの読みに連動して窓が移動するのを経験できる。移動窓によって、英語と日本語の表記の違いが読みに及ぼす効果などについて検討することができる。これによって、自然視野下の状況に近い読みが実現されるために必要な読みの有効視野が推定できる。有効視野は読みの方向、横書き表記の場合は凝視点から右方向、縦書きの場合は凝視点から下方向に広がることになる。

英語と日本語の表記の違いが読みに及ぼす効果については、この移動窓で行われた研究がある。

さらに、読みの有効視野の大きさや語彙決定の違いのほかに、漢字と仮名あるいはアルファベットの空間周波数構造の違いも大きいことがわかった（Osaka 1992）。平仮名文と漢字仮名交じり文の読みの速度を比較すると、やはり漢字仮名交じり文の速度が縦読み、横読みにかかわらず平仮名文より早いことが判明した。さらに、縦読みと横読みの条件で、読みの移動方向による有効視野の対称性を検討したところ、横読みでは右の視野方向、縦読みでは下の視野方向で効率がよいことがわかった。いずれも、これから読みが進められる方向に視覚的注意が向けられることで、プレ

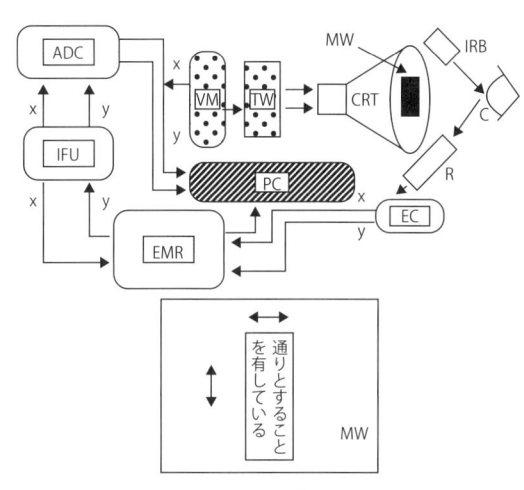

図1-6 移動窓の測定系の模式図とパソコンのスクリーン上に切り出された縦読み用の移動窓（7文字×2行）（Osaka & Oda 1994）

ビュー領域が読みの方向に広がっていることが認められた。つまり、有効視野は読みの方向に対して凝視点からみて非対称になっているのである（Osaka 1993）。なお、このデータからは、日本語の縦書き・横書き表記のいずれが読みの効率において優れているかは結論できない。

図1-7を見ると、移動窓の大きさを22文字（窓なし）から1文字まで狭くしてゆくと、およそ5～7文字のサッカード距離が自然視野（窓なし）に等しいことが推定できる（左図）。停留時間でみるとおよそ210ミリ秒程度となる。つまり、漢字仮名交じり文の場合、読みの有効視野、つまり「意識の窓（window of consciousness）」は5～7文字であり、1回210ミリ秒程度の停留で5～7文字を認識している計算となる。一方、英語

19　1　読みの神経機構

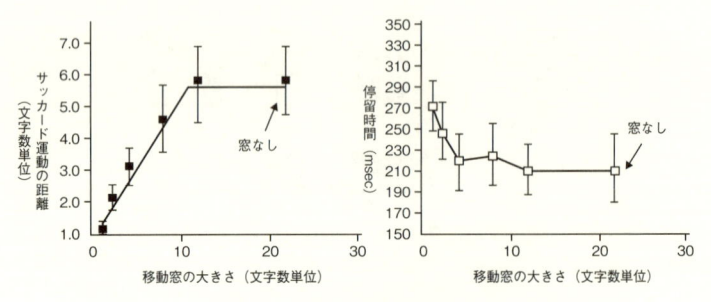

図1－7　移動窓による読みの有効視野の測定（苧阪 1998）

移動窓の大きさ（1文字から12文字の移動窓と窓なし）に対するサッカード距離（左）と停留時間（右）の関係を示す。

凝視の移動順		移動窓内のテキストの変化
A	1	Xxxxhology means persxxxxxxxx xxxxxxxxx xxxx xxxx xxxxxxx. Xxxx xx x
	2	Xxxxxxxxxxx xxxxs personality diaxxxxxx xxxx xxxx xxxxxxx. Xxxx xx x
	3	Xxxxxxxxxx xxxxx xxxxxxxxxxx xiagnosis from hanx xxxxxxx. Xxxx xx x
	4	Xxxxxxxxxx xxxxx xxxxxxxxxxx xxxxxxxxx xxon hand writing. Xxxx xx x

Text		Graphology means personality diagnosis from hand uriting.　This is a
B	XS	Xxxxxxxxxxx xxxxx xxxxonality diagnosis xxxx xxxx xxxxxxx.　Xxxx xx x
	XF	XxxxxxxxxxxxxxxxxxxxxxxxxxxXonality diagnoslsXXXXXXXXXXXXXXXXXXXXXXXXXX
	VS	Caojkaiazp xsorc jsnconality diagnosis tnaw kori mmlflra. Ykle le o
	VP	Cnojkaiaqpawsorcajsnconaltiy diagnosisatnawekoriammlflrqaaaYklealeao
	DS	Hbfxwysyvo tifdl xiblonality diagnosis abyt wfdn hbenedv.　Awel el f
	DF	Hbfxwysyvoatifdlaxiblonality diagnosisaabytawfdnahbenedvaaaAwelselaf

図1－8　文字置換法のよる移動窓の例（McConkie & Rayner 1975）

（説明は本文参照）

のテキストでは、やはり移動窓を用いた研究によれば、もっと広く15文字（空白スペースを含めて）となることが報告されている（McConkie & Rayner 1975）。日本語と英語では倍ほどの差があるが、単語数ではいずれもおおよそ2から3単語となる。日本語でも仮名のみの表記では同音異義語などが頻出し、単語間空白に代わる情報もないため、字間に知覚的相互や混同効果が加わり、読みにくくなるものと想像される。

　図1-8には、もうひとつの巧妙な文字置換法を利用した移動窓を紹介する。パネルAでは1から4の順にアステリスク（凝視点）で示される17文字の移動窓が移動する様子を示す。この移動窓では見えない部分がXでマスクされている。一方、パネルB（凝視点は単語diagnosisのdにある）では、このマスクを単語間空白のあるX（XS）や、ないX（XF）で置き換えたり、単語間空白はあるが、意味のない類似文字で置き換えたり（VS）、単語間空白なしで同様の置き換えをしたり（VP）、空白付きのランダムな文字で置き換えたり（DS）、空白なしで同様の置き換え（DF）を工夫をして単語間の境界の情報の影響を調べている（McConkie & Rayner 1975）。この置換法による移動窓では、空白スペースが読みやすさに有効な情報をもたらすのは、15文字程度の幅のなかの有効視野であるということがわかった。

ディスレクシア──読みの障害

読みの障害については2章、3章でも触れられているが、ここでは眼球運動と関連していると思われる読みの障害について見てみたい。読みの障害の一つにディスレクシア（dyslexia）がある。難読症とか失読症と呼ばれたこともあったが、現在はディスレクシアと呼ばれている（Hornsby 1984 参照）。知的には正常であるにもかかわらず、文字の読み書きに障害をもつ人々で、欧米では男子に多く、人口のおよそ10％を占めるといわれる。欧米では早くから重要な社会問題と考えられ、オートン・ディスレクシア協会などの組織がその啓発や予防に尽力している。このうち、発達性ディスレクシアは子どもにみられる症状で、成長すると改善されることが知られている。

ディスレクシアは脳の読みにおける情報処理の仕組みが、健常人と少し異なることが原因であるように考えられている。カーク・ダグラス主演の米国のTVドラマ『聴こえるかい心の歌が』では、主人公とその孫の男の子が共にディスレクシアであることから生まれる困惑や共感を如実に描いており、この障害がごく一般的なものであることがわかる。彫刻家ロダンをはじめ、著名人でディスレクシアであった人も多い。

サッカード運動　　改行時のサッカード運動

(a)

(b)

(c)

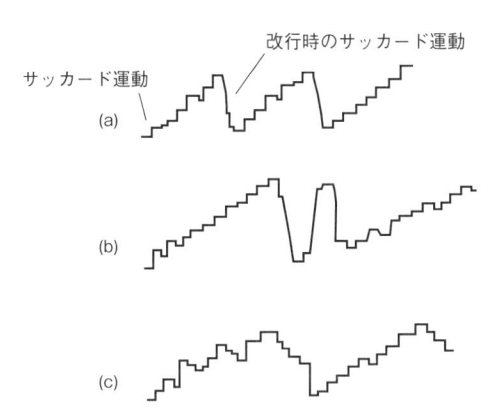

図1−9　健常者の眼球運動パターンとディスレクシア症状をもつ人のパターン（Rayner & Pallatsek 1989）

(a) 健常者の眼球運動パターン（英語文を左から右に読んだ場合の典型的階段パターン）。
(b) と (c) はやはりディスレクシア症状をもつ人のパターン（逆の階段パターン）がみられ、また眼球運動の逸脱が見られる。

1991年に、このロダンにちなんだロダン・ディスレクシア・シンポジウムがスイスのベルン大学で開催された。筆者がたまたまその会場で出会った、自身がディスレクシアであった女性の研究者のことばが印象に残っている。欧米では26文字のアルファベットという表音文字で読み書きがすむのに、日本では漢字仮名を含めて数千もの文字を憶える必要があるのか！　という驚きのことばであった。さらに、彼女に日本には漢字という表意文字があることがディスレクシアの発現に影響しているのかと問われもした。漢字がディスレクシアとかかわるのかどうかについては論争があるが、もし日本での漢字の使用がディスレクシアの出現頻度と関係があるならディスレクシアの出現頻度と関係があるなら興味深い。言語の構造がその認識の脳内メカニズムに

23　　1　読みの神経機構

影響するなら、脳のレベルで文化の影響が見られることになるからである。角回を含む後頭葉と前頭葉の言語関連領域の間の神経接続の一部の不具合、あるいは側頭平面の領域の非対称性がディスレクシアの原因であるとも言われているが、まだはっきりした説明はないようだ。バイリンガルの言語処理（4章参照）、言語や文化による処理の違いの可能性（2章参照）や漢字の影響（3章参照）についても、これからの研究が必要である。しかし、読みの初期メカニズムである眼球の運動自体に問題が見られるなら、話は少し違ってくる。中心窩近傍でうまく文字を捉えることができないこと、つまり、眼球がうまくコントロールできないことが、ディスレクシアの一つの症状であることになるからである。図1-9のaは健常者、bとcはディスレクシアの眼球運動の軌跡である。bやcでは縦方向の動き（サッカード）が一部不規則に動いていることが見て取れよう。したがって、読みの障害は読みの運動そのものが不安定であることに起因している可能性もあるのである。

おわりに

読むという行動なしに社会生活を営むことは不可能である。小説を読んで楽しめるのも、的確な眼球運動に支えられている。歩行者も車の運転手も、信号や交通標識を読むことで身の安全を

守ることができる。最近、よく見かけるようになった光景に、スマートフォンを見ながらの歩行がある。中心視野を小さなディスプレイの上に向けるので、歩行は周辺視に依存することになり、安全はかなり損なわれることになる。この点、音声通話しながらの歩行は中心視野が損なわれず、より安全といえる。通信機器が視覚一辺倒になりつつある現在、さまざまなレベルで読みにさらに過大な負荷がかかることになる。スマートフォンの場合、ディスプレイ上と周囲の環境にサッカード運動を煩雑に反復して、歩きと読みの二重課題をこなすしかない。これは、周辺視による認識能力を高める訓練ともなり、有効視野を拡大する効果をもたらすかもしれない。しかし、本章で見たように、読むという行動がいかに視線の素早い移動と注意の焦点化を必要としているかを考えれば、高度情報化社会における読みの問題を再考することは大切であるように思われる。

25　1　読みの神経機構

2 読み書き能力の脳内機構——文化差の影響

中村仁洋

文字の発明と識字能力の普及

なぜヒトは文字を読めるようになるのだろうか。文字によらない、画像や音声を直接伝える情報通信技術が高度に普及・発達した今日でも、一歩外に出れば人目を引くように工夫を凝らした標識や看板が目に飛び込んでくるし、そもそも文字を見ることなしには街を歩くことすら難しい。この意味では、読み書きのための能力は、歴史上かつてないほどに重要になっているのであり、電子メディアの普及とともに印刷媒体に触れる機会が相対的に減ってきている今日でも、日常生活において識字能力そのものが持つ重要性は少しも失われてはいないように思われる。

話し言葉と比べたときに、文字に書き出して言語を記録することの意味は何だろうか。一般的

には、たとえば、こんな風に答えられるだろう――情報の発信者と受け手の間に時間的・空間的な隔たりがあっても何度も読み返し書き直すことができ、伝達された情報を繰り返し反復し詳細に分析することが可能となる。こうすることで体系的で複雑な知識や情報の伝達・保存が可能となり、束の間で消えてしまう音声による情報伝達だけでは到達しえないような複雑で緻密な言語表現を実現することができる (Crystal 1997)。

文字の歴史は、人類史上で最も古い文字体系と考えられているシュメールの楔形文字やエジプトの象形文字でも、5500年ほどさかのぼることができる (Crystal 1997)。この5500年ほどの期間は、音声言語＝話し言葉の歴史が200万年以上と考えられているのに比べればごく限られた専門家だけがよくするところで、たとえば、8世紀に西ヨーロッパを統一し、文化興隆にも極めて熱心であったことで知られるフランク王国のカール大帝ですら、その生涯を通じて読み書きを知らなかったという。さらに時代を下って17～18世紀の産業革命期ですら、今日の基準に照らして比べれば、その識字率は30パーセント程度だったと推定されている。日本においても、時代劇では庶民がすらすらと手紙のやり取りをする場面を目にすることがあるが、実際にはそれほど誰もが易々と読み書きできたわけでもないらしい。たとえば、19世紀末に20歳の男子を対象として陸軍省が全国規模で行った調査では、ある程度まとまった内容を読んだり書いたりできるのは、地方によっては50パーセントにも満たなかったようである (ルビンジャー 2008)。一方で、国連教育

科学文化機関（UNESCO）が行っている調査によれば、今日でもいわゆる機能的識字能力（functional literacy）——日常生活に必要な読み書き能力——を持っていない人々の割合は、世界人口のおよそ25パーセント程度と推定されている（Carr-Hill 2008）。

このように考えてみると、人類の長い歴史を通じて、読み書き能力が広く普及して社会全体で共有されるようになったのは、極めて新しいごく最近の文化的現象であることが理解できる。つまり、読み書き能力は、極端に言えば、楽器を演奏したり、自転車を乗り回したりするのと同じく、学習・訓練などの後天的な経験によって獲得されるスキル＝技能なのである。このような意味では、（いうまでもなく）楽器や自転車に合わせて脳ができているのではないのと同様に、文字に合わせて脳ができているのではなく、むしろ、ヒトの知覚・運動能力などの体の仕組みに合わせて文字がデザインされてきた、と考えるほうがもっともらしい感じがしてくるのではないだろうか。

読み書きの脳内機構についての古典的モデル

この読み書きの能力が、ヒトが生まれつき持っている能力ではないとすれば、われわれの脳の中にどのような仕組みがあるためにこの複雑な能力を身につけられるようになるのだろうか。読

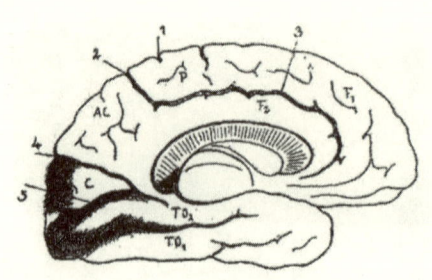

図2−1 デジェリンの視覚語形領野（Dejerine 1892）
純粋失読症例における左後頭側頭葉病変のスケッチ（内側面）。

み書きの能力に関わる脳の仕組みについて、今日の神経科学的知見に直接つながる最初の科学的な分析は、19世紀末のフランスの神経科医ジョゼフ＝ジュルズ・デジェリン（Jules Déjerine）が行った脳損傷患者に関する観察とされている（Dejerine 1892）。1887年、デジェリンは、脳損傷後に文字や単語を読めなくなった一例の患者を詳細に観察した。この症例が特に彼の関心を引いたのは、話し言葉や書き取りには全く問題がなく、物体や顔の視覚認知も容易にできるのに、文字を読むことだけができないという特異な症状を呈したからで、当然ながら、この頃には脳の損傷部位を特定するための画像診断技術は全く存在しなかったが、5年後、この患者が脳卒中で死亡した後の剖検脳を詳細に観察し、この文字だけが読めなくなるという神経症状と左後頭側頭葉との関係を考察し、この左後頭側頭葉に単語の視覚認知を専門的に担う神経機構が存在すると推測し、これを視覚語形領野（"l'aire de la forme visuelle des mots"）と呼んだ。後に述べるように、このデジェリンの草分け的な仕事は、文字認知の脳内機構をめぐる

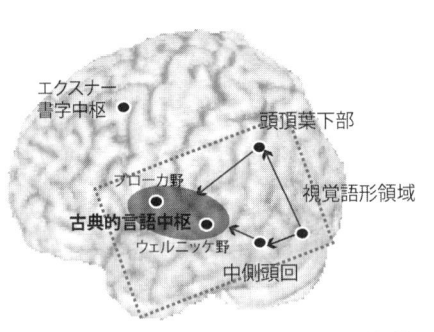

図2−2 文字の音読読解に関わる皮質領域

西洋語圏での研究から知られてきた左大脳半球内の神経ネットワーク（破線の内側の領域）。ブローカ野・ウェルニッケ野として知られる前頭側頭葉の古典的言語領域の後方に分布し、文字列の視覚分析に関わる後頭側頭葉の視覚語形領域、中側頭回など語彙・意味処理に関わる腹側経路、頭頂葉下部など音韻・発音処理に関わる背側経路が知られている。エクスナー書字中枢は、これら音読・読解のためのネットワークからはやや離れているが、文字を書きだすための運動中枢と考えられている。

今日の議論にも大きな影響を及ぼすことになる。

その後、20世紀を通じて、脳損傷患者のさまざまな言語・認知障害に関するデータの分析研究が進んだことで、視覚認知・音読能力・意味理解など、読み書きに関わる認知過程と、脳の損傷部位との関係が次第に明らかになってきた。さらに1980年代後半から機能的磁気共鳴画像（functional magnetic resonance imaging: fMRI）をはじめとする脳機能を可視化する技術が急速に発展したことで、健常者の脳の働きについての多くの研究データが蓄積され、言語の脳機能局在に関する理解も進んできた。このような経緯で、今日までに、読み書き能力を支える脳のマクロ構造については概ねよくまとまった知見が得られてきたと言ってよいだろう。

一般に、文字で提示された単語を音読・読解する際に関わる心理・生理過程には、大きく分けて、(1) 最初に文字の形態に関する視覚的分析によって文字列を特定する段階、(2) この文字列情報を言語音の聴覚心像に変換する過程、(3) 文字列情報を既知の語彙や意味記憶に対応させて意味内容を特定する過程、(4) 発声器官を駆動するための運動記憶の取り出し、などの心理・生理過程が含まれる。これまでの主に西洋語における脳損傷例の分析データや、健常者を対象とした脳機能画像研究から、これらの各プロセスに対応する大脳皮質領野は概ね明らかになっていて、読み書きの神経機構は、話し言葉の中枢である「ブローカ野」、「ウェルニッケ野」と同じく左大脳半球に存在する (図2-2)。その主な構成要素としては、書かれた文字単語の形についての視覚的分析から文字列の特定に関わる後頭葉側頭葉領域 (いわゆる視覚語形領域：visual word form area: VWFA (Cohen et al. 2000) を含む)、文字から音韻記憶への変換に関わる頭頂葉下部・上側頭葉 (Price 2000; van Atteveldt et al. 2004)、語彙と意味記憶を結びつけるマッピング過程に関する左側頭葉外側部 (Chertkow et al. 1997; Dronkers et al. 2004) などが知られている。これ以外に、文字の認知理解とはやや異なる側面ではあるが、文字を書き出すための運動中枢として、神経解剖学的には背側運動前野に相当する、エクスナーの書字中枢と呼ばれる皮質領域が存在することが知られている (Roux et al. 2009)。

読み書き能力の普遍性と文化的特異性

文字と脳の関係に関するわれわれの理解の枠組みは、概ねこのような西洋語圏の研究データから形作られてきた。ただ、一口に文字といっても、世界にはさまざまに異なる種類の文字＝表記体系が存在することを考えれば、上で紹介したような枠組みが、全ての文字について、どの程度まで有効なのかという疑問はあるだろう。事実、読み書き能力の習得には、英語やフランス語、イタリア語など同じ西洋語圏の中ですら、学習困難度が異なることが知られているので(Paulesu et al. 2001)、日本語や中国語のようにアルファベットとは全く異なる文字文化圏で調査を調べてみれば、読み書きの脳内機構も大きく異なるとしても不思議はないように思われる。

このような意味で、日本語をはじめとする非西洋語についての研究は、とりわけ先行する西洋語圏のデータと対照させることに重要な意義があると考えられてきた。確かに、同じ文字とはいえ、印欧語のアルファベット文字とは著しく性質の異なる表記体系に関するデータと比較してみることで、読み書きという複雑な能力と脳の関係を理解する上で重要な手がかりが得られるかもしれない。たとえば、1980年代末のソーマらによる症例研究では、日本人脳損傷患者における書字障害と、西洋語圏のそれとの間に、機能的・解剖学的に相同性があることが指摘されてお

り（Soma et al. 1989）、この例などは、読み書き能力における普遍的な神経機構の存在をうかがわせるデータの一つと言える。

一方、いわゆる表語文字と脳のかかわりに関しては、これまでの日本語を対象とした研究に加えて、最近では中国語圏からの脳機能画像や読み書き障害（難読症＝ディスレクシア）に関する研究が数多く発表され、脳と文字の関係に関する新しい知見や仮説が議論されるようになった。この意味で、過去数十年にわたり西洋語対日本語で進められてきた当該領域の研究の動きも大きく様変わりしてきた観がある。

現時点までの研究データからは、左大脳半球のうち、上にあげた視覚語形領域（VWFA）や下頭頂葉はいずれも文字体系の違いによらず、普遍的な神経システムと考えられている（Bolger et al. 2005）。しかし、中国語の読みのための脳内機構は、上で述べたようなアルファベット文字について従来から知られていた脳内機構とは大きく異なるとする報告が、『ネイチャー』をはじめとする有名学術誌に相次いで発表され、研究者たちの注目を集めてきた（図2-3）。たとえば、漢字は、アルファベット文字よりも文字形が複雑であるために、字形のレイアウトに関する視覚性注意に関わる左右の頭頂葉後部が特異的に重要であるとの報告（Kuo et al. 2004; Siok et al. 2004）や、中国語の読みにおいては、アルファベット文字と比べて、特に左前頭前野での活動が強いことから、中国語では文字と発音の関係が、表音文字に比して不規則であること（Tan, Laird et al. 2005）、文字形について複雑な情報を処理するための視空間性ワーキングメモリの負

前頭前野
Siok et al, 2004
Siok et al, 2008

運動前野
Tan et al, 2005

頭頂葉後部
Siok et al, 2009
Kuo et al, 2004

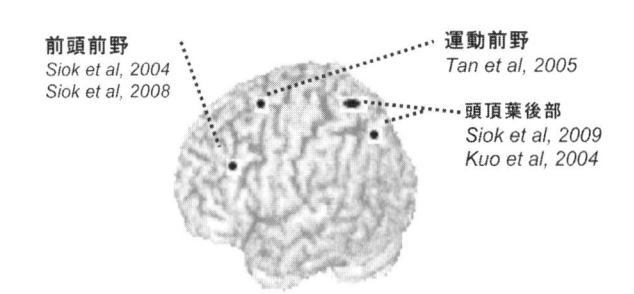

図2−3　中国語の文字認知に関わる脳領域

中国語の視覚認知では、同じ左大脳半球でも、前頭前野・運動前野・頭頂葉後部など、図2の西洋語圏で従来から知られていた神経ネットワークの外側にある脳領域で強い神経活動が起こることが報告されてきた。

荷が大きいため（Wu et al. 2012）と解釈されてきた。さらに、一般にアルファベット文字の読み書きには音韻意識が重要とされる（Goswami 2008）のに比べて、漢字の習得には運動記憶がとりわけ重要であることが提唱されている（Tan, Spinks et al. 2005）。

実際、漢字と運動記憶との関係については、過去に筆者らが行った脳機能画像研究においても、日本人被験者に漢字を瞬間提示する実験では、手や腕の運動パターンの記憶やプランニングに関わる左背側運動前野で速い神経活動が見られているのに対し（Nakamura et al. 2007）、英語やフランス語などの西洋語圏での研究では、同じように文字を瞬間提示しても同部位での反応は観察されていない（Dehaene et al. 2001; Devlin et al. 2004）。これらの結果を眺めてみると、漢字のように複雑な文字体系を学習・認知するための脳内機構は、図2−2にまとめたようなアルファベット文字のための左大脳半球の神経ネットワークの外側に広がっているように思われる。

文字のニューロン、顔のニューロン

これまで見てきたように、従来の症例研究や脳機能画像研究では、視覚認知や発音・意味理解など読み書きに関わる認知過程の脳機能局在や、英語や中国語など表記法による違いなどが問題になってきた。次に、より根本的な原理上の問題として、そもそもなぜヒトは文字を読むことができるのだろうか、という点について少し触れてみたい。上で述べたように、文字の発明からは高々5000年くらいの時間しか経過していないことから、この間に人類の脳に大きな進化が起こったとは考えられない。この意味で、文字を使うために「特化」した脳領域がどのように出現したのかという問題が、最近の論点の一つになっている。

冒頭で、文字の使用が比較的最近の現象であり、今日でも地球上には文字を使わない人々が多数いることに触れたが、この「文字の獲得」と脳の関係を考える上では、こうした「非識字」の脳を調べることで何らかの手がかりが得られるかもしれない。とはいえ、実際にこのような人々を探し出してMRI実験に参加してもらうにはかなりの困難が伴うため、まとまった研究データは少ないのが実情である。その中のいくつかで報告されている研究結果によれば、通常の識字能力のある成人では、識字能力を持たない人々に比べて、大脳皮質の視覚野全体の神経活動の上昇

が認められている（Dehaene et al. 2010）。さらに、識字能力のある成人では、左前頭側頭葉の古典的言語中枢の周辺領域の神経活動の上昇（Castro-Caldas et al. 1998; Dehaene, et al. 2010）や側頭葉・頭頂葉・後頭葉など後方脳領域における左右半球間の神経線維の容積増大（Carreiras et al. 2009）などの変化も観察されている。しかし、文字の獲得に伴うこれらの機能的・構造的変化は、すでに紹介した読み書きのための神経ネットワークよりずっと広い脳領域に及んでいて、読み書きにおける脳機能の局在・特化とどう関係しているのかいまひとつはっきりしない。

一方、視覚語形領域をめぐっては、このように文字を認識するために特別に専門化した領域が脳の中に存在するわけではないとする根強い主張がある（Price et al. 2011）。これによれば、視覚字形認知のように一見ある脳領域に特化しているように見える認知機能は、実際には視覚神経系と、聴覚皮質・連合野・運動皮質など複数の脳領域間の相互作用によって担われる。さらに、このような脳領域間の相互作用・結合は、基本的に経験・学習に基づく可塑的変化によって形成されると考えられている。この主張の底流には、並列分散処理モデル（parallel distributed processing model（Rumelhart et al. 1986））に代表されるいわゆるコネクショニスト・モデルの影響があるのだが、それを別にしても、実証データとしてこの主張の根拠になっているのは、(1)視覚語形領域の損傷による純粋型の失読症の報告が乏しいこと、(2)脳機能画像でも視覚語形領域は文字の読みだけでなく、聴覚を含むさまざまな言語課題で活動すること、(3)文字の歴史の新しさを考えれば特化した脳領域が形作られるとは考えにくいこと、(4)成人期以降でも

読み書き能力を身につけることが可能であること、などがあげられている。

一方、これとは異なって、デハーネとコーエンによって発表された"ニューロン・リサイクリング"仮説 (Dehaene & Cohen 2007) によれば、われわれの脳は長い進化の過程で受け継がれてきたものであり、その基本的な解剖学的構造は、生まれたときから既に相当の程度まで決まっているため、後天的な学習や経験ではこれを大規模に、根本的に変えてしまうことはできない。そうではなく、この考え方によれば、読み書きや算術の能力のような新しい「文化スキル」は、あらかじめヒトの脳に存在した、よく似た機能を持った神経構造を利用して、もともとの仕組みを使いまわすことで獲得されると説明する。この提言において、特に念頭におかれているのは、視覚語形領域と顔を認知するニューロンの関係である。ヒトを含む霊長類には、両側の側頭後頭葉に顔の認知に高度に専門化したニューロン群が存在すると考えられているが (Kanwisher et al. 2006)、この顔のニューロンの性質を利用することで文字に「特化」したシステムとして働けるようになる。これは、顔と文字は、どちらも中心視野で精密な視覚分析を必要とする視覚対象であり (1章参照)、どちらの視覚認知も、同じ機能的性質を持つニューロンによって担当することができる、というわけである。

さらに、このニューロン・リサイクリング仮説に合致すると思われる実験データを2つ紹介しておく。まず、フランス・プロヴァンス大学のグレンジャーらによる最近の行動研究では、6頭のヒヒに1ヵ月半にわたって集中的な訓練を施した結果、200パターン程度の英単語の文字形

38

認知が可能となったことが示された（Grainger et al. 2012）。ヒトのような話し言葉を持たない霊長類において文字の形を認識できるというこのデータは、文字認知の初期過程に関わる視覚語形領域に相当する神経機構が霊長類に存在すること、かつそのような神経機構は話し言葉の能力とは独立に存在していることを示唆している。

次に、カリフォルニア工科大学のチャンギジと下條は、さらにこの点に関して興味深い最近の研究として、100種類以上の世界の表記体系から基本となる字形の視覚パターンを30種類ほど抽出し、それらの出現頻度を分析した（Changizi & Shimojo 2005）。その結果、基本的な視覚パターンの使い方は、世界中の表記で極めて似通っていること、さらにそのパターンの使い方は、都市や自然の風景など、われわれが遭遇する地球上の環境で見られる視覚パターンを反映していることが明らかになった。このことは、訓練によって脳の中に新しい仕組みを作るのではなく、もともと存在する脳の仕組み、長い進化を経て形成されたわれわれの脳の仕組みに合わせて、特にヒトの目で読めるように、文字が形作られてきたことを示している。

脳内機構の恒常性——文化間比較による検証

このニューロン・リサイクリング仮説によれば、読み書きや算術の能力のような新しい「文化

スキル」は、あらかじめヒトの脳に存在する、生得的な神経機構を利用し、そこに相乗りすることで獲得されると考える。言い方を変えれば、われわれの脳は長い進化の過程で受け継がれて来たものであり、その基本的な解剖学的構造は、生まれたときから既に相当の程度まで決まっているため、これを根本的に変えてしまうような大規模な変化は、後天的な学習や経験では起こらない、ということである。

翻って、新しい文化スキルの獲得において脳内の基本構造そのものが大きく変わらないとすれば、読み書きのための脳内機構も、英語や中国語といった異文化間でも大体同じような構造になっているはずではないだろうか。逆にもし文化間で違いがあるとしても、それはごく小さな規模のものにとどまるはずである。とすれば、読み書きに関わる脳内機構は、これまでのアルファベット文字と漢字についての多くの研究で強調されてきたほど大規模なものではなく、基本的にはどの言語にも同じような（＝恒常的な）仕組みが存在していて、表記体系の違いによって一見やや違った働き方をしているのではないか、と予想できるだろう。

事実、過去の脳機能画像データをよく検討してみると、これまで強調されてきたような大きな文化間差をそのまま受け入れることにはやや問題があることに気付く。たとえば、読み書きの習得における手書き＝運動記憶の重要性は、実は中国語や漢字に限ったことではなく、アルファベットの学習の初期段階においてもやはり重要な役割を果たすことが知られている（Longcamp et al. 2005）。また、これまでの脳機能画像研究では、アルファベット言語の実験では、そのほと

んどが印刷書体の文字単語を使ってきたのに対し、中国語の研究では、手書きの文字に近い書体の文字が使われてきた。このことは、脳活動を計測する上で実は意外に大きな影響を起こす可能性がある。つまり、手書き文字は本質的にヒトが書く手の動きの軌跡を表しているが、これまでの多くの研究から、ヒトを含む霊長類の脳には、このような運動パターンを眺めると自動的にそれを模倣しようとする仕組みが存在することがわかっている (Rizzolatti et al. 2004)。手書きの漢字と違い、抽象度の高いアルファベットの印刷書体には書き手の運動パターンの情報はほとんど含まれていないため、アルファベット単語を眺めても、このような模倣のための運動系の活動はほとんど起こらないだろう。とすれば、手書きに近い書体の漢字と印刷書体のアルファベット文字では、そもそも文字を眺める際に自動的に起こってくる神経活動がかなり異なる可能性があり、この点を考慮して比較を行えば、アルファベットと中国語の間にもより恒常的な神経機構を見出せるかもしれない。

これらの予測を検証するため、著書自身を含む国際共同研究グループでは、フランス語と中国語をそれぞれ母国語とする健常成人を対象として、文字の認知に関わる脳内機能を異種言語間で比較する実験を行った (Nakamura et al. 2012)。この研究計画では、フランス・パリ郊外にある脳画像研究センター ("Neurospin") と、台湾・台北市の国立陽明大学に設置されている同型のMRI機器を用いて、できるだけ同じ実験条件のもとで脳機能画像データを収集した。上で述べたように、文字を眺める際に無意識的・自動的に起こる神経活動は、アルファベット文字と漢字で

41　2　読み書き能力の脳内機構—文化差の影響

はかなり異なる可能性があるため、このような違いを統制するために、画像データ収集の段階でさまざまな工夫を施した。次のように3つの異なるやり方で文字を被験者に提示した。(1) 通常の書き方で文字を書き出す軌跡を動的に画面に提示する、(2) 通常の書き方とは逆転した動きの方向に進む軌跡を動的に画面に提示する、(3) 静止した単語を一度に画面上に提示する。この実験では、フランス語と中国語のいずれも、手書き風の書体で提示し、被験者には文字単語を読解する課題（意味判断課題）を求めた。

この研究では特に、瞬間提示した手書き書体の文字単語に対して鋭敏に反応する脳領域を探ってみた。このためには、図2－4に示したような視覚マスキングと呼ばれる実験手法を用いて、画面上に、通常は意識的に知覚できないくらい速さでアルファベットあるいは漢字の単語を瞬間提示する。一般に、文字のような言語情報を被験者に提示すると、被験者の脳内ではさまざまな連想反応が惹起され（たとえば、「トマト」という単語を見せると、この単語の聴覚イメージ、トマトの赤い色のイメージや、味のイメージなどさまざまなイメージが脳内でランダムに発生する可能性がある)、被験者の視線や注意の向け方や身構えにさまざまな変化が起こることが知られている。ここで用いたような実験手法を用いることにより、これらの偶発的に起こる事象からの影響を取り除き、より早期の、脳の素早い反応だけを選択的に取り出すことが可能になる (Naccache et al. 2001)。逆に、ほとんど見えないほどの短時間で視覚提示された情報に素早く反応してくる脳領域を抽出することにより、相互に強く連結した、読み書き能力の基底にある神経ネットワークを特定

フランス語　　　　　　　　　　中国語

標的単語 ~1200 ms
マスク 50 ms
プライム 50 ms
マスク 50 ms

Forward Backward Static　　　*Forward Backward Static*

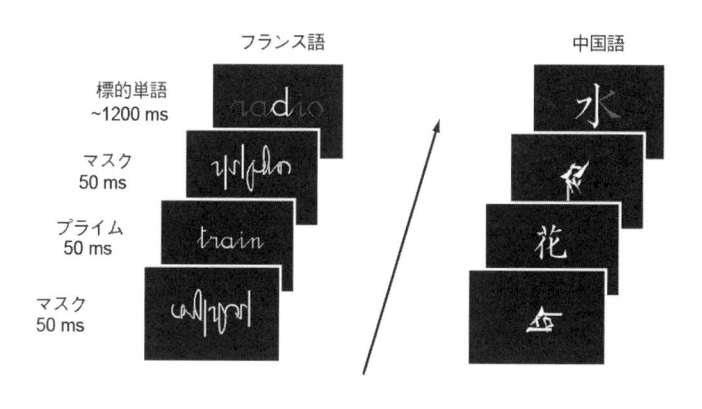

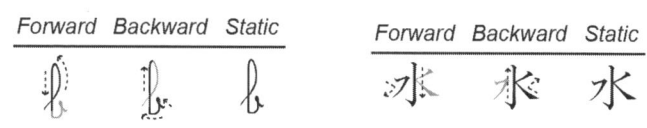

図2－4　fMRI実験に用いた文字認知課題

（上）刺激系列：各試行では、手書き風書体で書かれた先行刺激単語（プライム）と標的単語（ターゲット）が提示され、被験者には標的単語に対する意味判断を求めた。プライムは極めて短時間だけ提示され、前後のマスク刺激による干渉のため、意識的にはほとんど知覚できないが、標的単語への認知処理に影響を及ぼす。

（下）標的単語の提示条件：標的単語の文字は、通常の書き方の方向へ動く軌跡（Forward）、逆方向へ動く軌跡（Backward）、静止した文字形（Static）、3種類の条件で提示した。

■ フランス語
□ 中国語
▓ 重なり

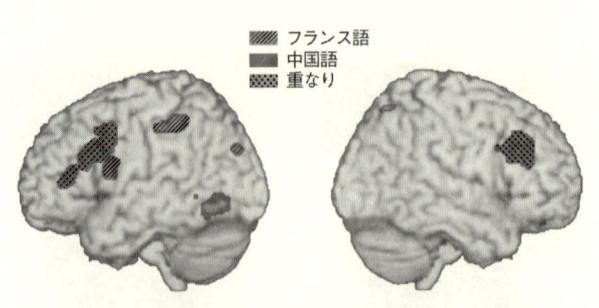

図2－5　表層レベルでの文化間差（カラー口絵参照）
フランス語・中国語のそれぞれの集団について個別に分析を行うと、フランス語では前頭葉下部と頭頂葉下部に、中国語では前頭葉背側部に、特に強い神経活動が見られ、読みの脳内機構は文化間で大きく異なるように見える。しかし、実際に統計的に比較すると、これらの効果はいずれも有意ではなく、厳密な意味での文化間差ではなく、表層的な神経活動パターンの違いにすぎないことが明らかになった。

できると期待できる。

この方法により、左右の大脳半球に広く分布する領野で神経活動が観察された。この脳内ネットワークは、図2－2に示した印刷書体のアルファベット文字の読みに関わる脳領域だけでなく、図2－3に示した、これまで中国語の読みにおいて特別な役割を担っていると考えられてきた左前頭前野、左背側運動前野、左右の頭頂葉後部にも広く及んでいる。このネットワークは、ほとんど見えないほどの速さで瞬間提示された手書き単語にも反応することから、相互に強く連結したネットワークを構成していると考えられる。

さらに、フランス語と中国語の各言語集団で個別にデータ解析を行うと、図2－5に示したような形で、それぞれのグループで異なった神経活動のパターンが得られた。特に、フランス語では前頭葉下部と頭頂葉下部に、中国語では前頭葉背側

部に、それぞれ強い神経活動が見られ、これだけを見ていると読みの脳内機構は文化間で大きく異なるように見える。しかし、さらに踏み込んで、これらの領域における神経活動のレベルが、2つのグループ間で実際に異なるかどうか、統計的に比較してみると、どの領域でも2グループ間で有意な差は見られなかった。したがって、図2−5で見られた、言語集団間で一見異なる脳活動パターンも、実のところは統計解析の手法から生じた表層的なパターン、さらに言えば一種のアーチファクトであり、基底にある神経ネットワークは大きくは異ならないという予測を裏付けるものとなった。

筆者らは、これらの結果に基づき、この大きな神経ネットワークが、文化間の表層的差異の基底に存在する恒常的な読み書きのための神経システムであると結論した。これらの研究結果は、読むための神経機構と、書くための神経機構は本質的に同じものではないかとする最近の脳機能画像研究（Rapp & Lipka 2011）に対応するものと言える。また、識字能力の獲得とともに、視覚性注意や精密な空間認知能力（本シリーズ第3巻『注意をコントロールする脳』参照）など、直接的な言語性長期記憶とは異なるものの、従来から「メタ言語知識」として知られていた、文字認識に必要な認知能力や行動制御能力に関わる脳領域を含んでいる可能性がある。

目で読む、手で読む

次に、画像データ分析の対象を、動く軌跡として提示された文字単語に限り、これに対して上記の速い神経応答を示す脳領域を調べた。この分析では、順方向の書き方で提示された文字に対しては、左大脳半球の下前頭回から背側運動前野に広がる前頭葉外側領域が検出され（図2-6）、このうち、特に左背側運動前野だけが、順方向の書き方のときに、逆向きの書き方に比べて、より大きく選択的な神経応答を示した。覚醒下の脳外科開頭手術で行われた最近の実験研究では、右利きの患者が実際に手を動かして文字を書くと、この同じ左背側運動前野が強く活動することが確認されていて、この皮質領域がまさに19世紀以来ほとんど逸話的に語られてきたエクスナー書字中枢に相当する脳内構造と考えられている（Roux, et al. 2009）。このことから、左運動前野のエクスナー領域は、手書きの単語に対しては素早く反応し、かつ文字の書かれる運動方向に強い感受性のある神経機構を形作っていると考えられる。

一方、静止した文字単語に反応した脳領域を探してみると、視覚語形領域を含む左後頭側頭葉領域と右頭頂葉後部で速い神経応答が検出された。これらの領域は、このような運動パターンを含む文字単語に対して、順方向でも逆方向でも全く反応しなかった。逆に、エクスナー領域では、

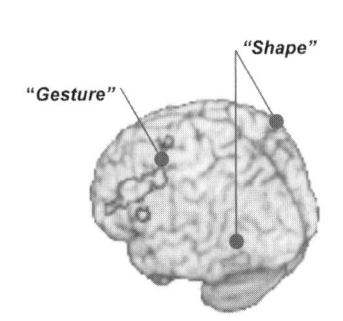

図2−6 読み書きのための恒常的神経ネットワーク（カラー口絵参照）
形を認識する経路（Shape）と書字の運動パターン（身振り Gesture）を認識する経路の2つを内包する

この静止した文字単語に対して早い反応は見られなかった。

さらに、フランス語と中国語の言語集団間で比較をすると、プライミング効果に関する言語間比較では、右頭頂葉後部でのみ、フランス語使用者でより強い効果が観察されたが、それ以外の脳領域では、VWFAおよびエクスナー領域を含めて、言語間で有意な差は検出されなかった。

エクスナー領域は、19世紀末にエクスナー（Exner, S.）により最初の記載がなされて以来、文字を書くための中枢（書字中枢 "writing center"）としてその存在が議論されていたが、そもそもこの部位の損傷により失書や失読を呈する症例そのものがかなり稀であることもあり、文字の読み書きにおいてどのような役割を果たしているか十分に理解されていなかった。しかし、就学期児童のような読み書きの初学者が字を読むときには、字の書き方・書き順についての手の運動記憶に強く依存すること（Longcamp et al. 2005）を、文字にたいして極めて速い反応を示した今回の実験結果と合わせると、このエクスナー領域も識字能力を

47 　2　読み書き能力の脳内機構─文化差の影響

獲得するための神経基盤として重要な役割を果たしていると考えられる。この領域は、学習が進んで流暢に読めるようになると、読みそのものにおける役割は徐々に小さくなっていくと思われるが、成人においてもやはり瞬間提示下の文字に対する強い感受性は残っていることが推測される。

これらの実験結果から、正常な読みのための神経機構は、表記システムにかかわらず（恒常的・普遍的に）、「目で読む」ための神経システムと、「手で読む」ための神経システムの2つを内包していると考えられる。この「手で読むシステム」は、目でも読むシステムとは異なって、機能解剖学的におそらく頭頂葉後部から主に信号入力を受けていると考えられることから、両者は基本的には相互に独立に機能している可能性が高いと思われる。

また、この背側神経路は、手書き文字などの「くずれた」字体を努力して読み取ろうとするとき (Cohen et al. 2008) や、長い文章を読むときに紙面上に視線を移動させるなどの動的な側面に関わる (Pammer et al. 2006) と考えられている。さらに、このような手で読むシステムは、印刷書体が溢れている現代とは異なり、手書き文字による表記がほとんどであった時代や、文字文明の形成においてより重要な役割を果たしていた可能性がある。

おわりに

今回の結果からは、さらに、読みの神経機構についてこれまで知られていた文化間差は、その多くがこの大規模で恒常的な神経ネットワークが、異なった仕方で重みづけされて活動している様子をとらえていたことに起因する可能性があることが推測される。当然ながら、単一ニューロンの顕微鏡レベルで比較すれば、これらの神経ネットワークは、異なる視覚形態や異なる音声には異なる程度にチューニングされていると思われる。しかし、より大規模なレベルで眺めれば、文化間の多様性は、これら2つの神経システムがどの程度動員されるかの程度の違いとして説明できるのではないかと提案する。この考え方は、最近獲得された文化能力が、もともと存在しているる脳内ネットワークに組み込まれるときは、ごくわずかなばらつきを伴うという、ニューロン・リサイクリングのモデルとよく一致している。

3 読書と脳

猪野正志

はじめに

音声言語がヒト固有の機能であるのか、他の生物も持っているコミュニケーション能力の延長と考えられるのかは議論の余地があるところであるが、文字言語がヒト固有の機能であることは疑問の余地がない。音声言語は言語表出に関与するブローカ野と言語理解に関与するウェルニッケ野を代表とする先天的に賦与された言語野という神経基盤により何の訓練も受けることなく乳幼児時期から自然に発達する。一方、文字言語は10～15万年の人類の歴史の中で数千年前にやっと誕生し、習得するためには幼児以降青年に至るまでの間の学習が必要である。また文字言語は近代になって、急速に普及し、われわれは常に新聞や雑誌、書籍などの紙媒体を通じて、さらに

最近では携帯電話、スマートフォン、パソコンなどの電子媒体を通じて、日常的に文字に接している。

脳には可塑性という性質があり、特定の持続的な肉体的、精神的活動が脳の神経細胞の機能や神経連絡に影響を与えることが判明している。したがって文字を読むという行為の繰り返し、広い意味での読書は、脳の一定の神経回路に機能的、構造的な変化を生じさせたと思われる。では読書のときにヒトの脳のどこが活動しているのだろうか？

従来、文字や単語が読めないという症状を起こす症例、特に他の言語症状を伴うことなく、読字のみに障害を生じる純粋失読という症例において脳のどこが障害されているかを検討することによりどの脳領域が文字や単語を読むことに関係しているかが推定されてきた。これは現在でも有効な方法であるが、近年、PET、fMRI、脳磁図など、脳活動を視覚化する技術が進歩し、文字や単語、さらに文、文章を読むときに脳のどこが活性化するかについての研究が進んでいる。

この章ではまず日本語の特異性について簡単に触れ、ついで単語の読みに特殊化した領域として最近提唱されたVWFA（visual word form area: 視覚語形領域）についての賛否両論の議論を紹介する（2章も参照）。そして単語の読みに関するわれわれの2つの研究、すなわちVWFAを含む病変により純粋失読を示した症例に対して単語の読みの課題をしているときの脳活動をfMRIで測定した臨床例と、正常ボランティアで、単語の読みのときの脳活動が漢字と仮名でどのように異なるかをfMRIにより調べた研究について述べる。最後に、文やテキストを読むとき

の脳活動に関する最近の研究報告を紹介して、読書のときにヒトの脳はどのように活動するかを考える。

日本語の特異性

日本語には、他の言語にはない特徴がある。特に、漢字と仮名（平仮名および片仮名）という2種類の全く異なる書記体系を使用することが最大の特徴である。両者は視覚的に異なる形態をしており、文法上異なる場面で使用される。漢字は形態的な文字であり（形態素文字 morphogram）、一つの漢字文字自体が一定の意味を持っている。一方、仮名は音韻的な文字（表音文字 phonogram）であり、音声を表し、1つの仮名文字が1つの音節、正確にはモーラ（拍）に対応する。漢字は多数の直線と曲線を含んだ複雑な形態をしているものが多く2000以上の文字が日常的に使用されるのに対して、仮名は、少数の曲線と直線を含んだ単純な形態をしており、平仮名と片仮名を合わせても70程度である（1章参照）。文法の観点からは、名詞の多くと動詞・形容詞の語幹は漢字で、それらの活用変化の部分や助動詞・助詞は平仮名で、外来語や外国の地名、人名、科学用語などは片仮名で書かれることが多い。

このような形態および文法の相違から、漢字と仮名は異なる脳領域で処理されることが予想さ

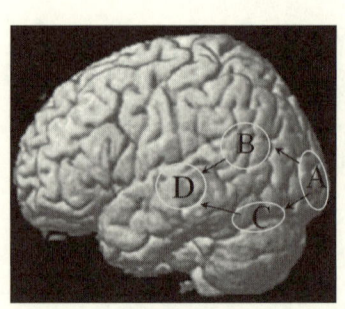

図3−1 日本語の読みのモデル

仮名は A → B → D　漢字は A → C → D　と処理される。
A: 視覚野 B: 角回 C: 左側頭葉後下部 D：ウェルニッケ野

れる。実際、失語症の症例において漢字と仮名の読みの障害の程度に解離を認めることがあり、さらに純粋失読において漢字、仮名のいずれか一方で読みの障害を認めるような症例も報告されている。岩田は日本語の読みに関して、文字の視覚情報がまず後頭葉視覚野（図3−1のA）に入ってから、仮名は左角回（図3−1のB）で音韻情報に変換され、一方漢字は左側頭葉後下部（図3−1のC）へ到達して形態情報が分析され、それぞれが言語理解の中枢であるウェルニッケ野（図3−1のD）に至るというモデルを提唱した（Iwata 1984）。前者（A→B→D）は背側路または非語彙経路、後者（A→C→D）は腹側路または語彙経路と言われる。最近、櫻井らはこのモデルを精緻化し、また角回を外側後頭回に修正している（Sakurai 2004; Sakurai et al. 2008; 櫻井 2007, 2011）。しかし、通常の文章の読みでは、漢字と仮名はそれほど分離していないと考えられ、共に両方の経路により並行して処理され、仮名も漢字も語彙経路が優勢であるが、未知の単語や普通は漢

字で書かれる単語が仮名で書かれたもの（たとえば「日本語」を「にほんご」）を読むときに非語彙経路が優勢になるとされている（笹沼 1987）。一方、櫻井は、初めて見る単語は非語彙経路と語彙経路の両方で処理され、見慣れるにつれて語彙経路のみで処理されるようになると考えている（櫻井 2007）。

このような左半球内での処理過程の相違のほかに、漢字と仮名では左右の半球間での処理に相違があることがタキストスコープ（瞬間露出器）を用いた行動実験などから推定されている。この実験は、一側視野の視覚刺激が対側の視覚野に伝えられることを利用して、一側の視野に漢字または仮名を呈示して、さまざまなタスクをさせて、反応時間や正解率を調べることでどちらの半球が優位であることを判定するものである。結果は、呈示の仕方やタスクにより異なるが、総じて、左半球の優位性は仮名ほど著しく、漢字では仮名ほど顕著ではない結果となっている。左言語野の病変による失語症でも漢字の読みが仮名の読みより良好であることが多いとされる。したがって、右半球の関与は漢字が仮名より大きい可能性がある。

欧米語の読みとVWFAの提唱

欧米では、1892年デジェリーヌが、文字の読みには左の角回（図3−1のB）が重要であ

ると考えた。すなわち文字の視覚情報はまず後頭葉（図3－1のA）へ入った後、左角回に伝えられ、ここで文字の視覚情報と聴覚情報が統合され1文字ずつ音韻に変換されてから、ウェルニッケ野（図3－1のD）に到達して、意味が理解されると考えた。1世紀近く後になって、単語自体がまとまって解読されるという語彙経路の存在が想定された。これが二重回路仮説、すなわち音韻体系を媒介しない語彙経路（腹側回路）と、音韻体系を媒介とする非語彙経路（背側経路）の二重の処理回路があるというモデルである。このモデルによると通常の単語は語彙経路により、初めて見る単語やごく稀にしか遭遇しないような単語は非語彙経路により処理されるとする。これは、先に述べた日本語の単語の読みのモデルと同様である。

最近、語彙経路に関与する領域として、単語の読みに特化した領野の存在が提唱された。すなわち左紡錘状回ないしそれと下側頭回との境界に当たる後頭側頭溝の解剖学的にかなり限局した部位が単語の読みに特化していることされ、すでに述べたようにVWFAと命名された（Cohen et al. 2002, 2004 a, b; Dehaene et al. 2005）。VWFAは脳賦活研究で、単語の読みのときに他の視覚刺激に比べ強く活性化し、活性化される場所の個人差も比較的少ないことからその存在が提唱された。言語圏の相違によらず同様の場所が活性化されることも確認されている（Bolger et al. 2005）。欧米語の識字者は多数の文字から成る単語を1文字と同程度に速く読めるが、この能力にVWFAが関与しているとされる。臨床的には純粋失読の症例と同様にゲイラードらの報告では、難治性てんかんによるものにVWFAの障害がある（Cohen et al. 2003, 2004a; Gaillard et al. 2006）。特にゲイラードらの報告では、難治性てん

かんの症例に術前に施行したfMRIで後頭側頭葉の腹側に、単語、顔、家、道具の視覚刺激に対してそれぞれモザイク状に分離した活動が認められ、単語に反応する領域VWFAのすぐ後ろを切除したところ、重度の単語の読み障害を呈し、fMRIでも読みのときの脳活動が消失していた。しかし、顔、家、道具の命名は障害されず、これらの視覚刺激に対する脳活動は保たれていた (Gaillard et al. 2006)。

VWFAが提唱される少し前の脳賦活研究で、特定のカテゴリーの視覚処理に関与した脳領域が紡錘状回、舌状回など後頭側頭皮質の腹側に存在すると推定されていた。たとえば、ヒトの顔 (FFA: Fusiform Face Area. Kanwisher et al. 1997)、建物や風景など「場所」を示すもの (PPA: Parahippocamap Place Area. Epstein & Kanwisher 1998)、顔以外の手や足など体の部分または体全体 (EBA: Extrastriate Body Area. Dowing et al. 2001) に対して特異的に活性化する領域が存在するとされた。しかしハクスビィらによると特定のカテゴリーに特化したモジュールがあるのではなく、あるカテゴリーの視覚刺激に対して広範囲な領域を含むネットワークの一定の活動分布のパターンが対応しているという (Haxby et al. 2001)。カテゴリー特異的な視覚情報処理に限らず、あらゆる脳機能について、その機能が特定のモジュールに局在していると考えるか、ネットワークの活動分布のパターンによると考えるかの見解の相違がある。しかしネットワークの立場でも、特定の部位が他の領域に特に密な結合をしており、いわゆるスモールワールドネットワーク (small world network) におけるハブのような役割をしていると考えられている (Achard et al.

57　3 読書と脳

2006)。おそらくある種の視覚カテゴリーに対して効率的に処理するためには、低次の視覚野からボトムアップの情報を一定の領域に収束させて処理した後、高次の脳領域に情報を発散させ、また逆に高次の脳領域からトップダウンの入力の収束を受けて調整を受けるような脳領域が存在することが有利なのであろう。

デハーネらはVWFAを、上記のような別のカテゴリーの視覚情報を処理するために特殊化していた領域が、単語の読みのために競合的に再利用され、一定の部位に集約されていくことにより後天的に形成された領域であると考えた (Dehaene et al. 2010, Dehaene & Cohen 2011)。しかしVWFAが単語以外の物品や図形の視覚刺激でも単語以上に活性化されることがあることから、VWFAが単語の読みに特化した場所であるという説を疑問視する研究者も多く (Price et al. 2003, 2006; Price & Devlin 2003 Starrfelt & Gerlach 2007)、現在でもまだ論争は続いている。反対者はVWFAという名称を認めないが、後頭側頭皮質 (occipitotemporal cortex) において、単語に対して(選択的でないとしても) 強く活性化される解剖学的に限局した領野があることは確かであり、この領域を、本章では便宜上、VWFAと呼ぶことにする。

最近、反対者の代表であるプライスとデブリンは、VWFAが初期視覚野からのボトムアップの入力と言語野などの高次の中枢からのトップダウンの予測誤差の信号が出会う場所であり、単語の読みに特別に関与しているのではない主張している (Price & Devlin 2011)。すなわち、どのような視覚刺激であってもその視覚刺激に対して音韻的あるいは意味的なトップダウンの予測を

伴うようなタスクではVWFAが常に活動するという。たとえば、VWFAの活動を単語と物 (object) で比較すると、単に見るだけなら物の方が単語より大きいと報告されていることを以下のように説明する。単に見るだけのタスクでは、単語は音韻情報との結合が強いため、音韻情報からのトップダウンのVWFAの予測信号が単語に対して自然に生じる（無意識に読むため）が、物には生じない。このためVWFAの予測信号が物に比べて言語野からのトップダウンの予測誤差の信号が大きい。このためVWFAの活動が物を命名するときに単語を読むより大きくなる。これらの言語的なトップダウンの予測ないし予測誤差信号の大きさの相違がVWFA活動の相違の要因としている。

VWFAの機能に対する別の解釈として、最近のボーゲルらの研究を紹介する (Vogel et al. 2012)。彼らは被験者に単語、偽単語、子音の文字列、被験者が見たことがないエチオピア語、線の描画のそれぞれを2つ上下に見せて、同じものか異なるものかを判断させた。その結果、VWFAの活動は刺激間（たとえば単語と描画）で相違はなかったため、VWFAは単語の読みに特化しているわけではないとした。しかし単語、偽単語、子音の文字列の課題に着目すると、文字列をグループ化できる単語の課題においては、たとえばDEERとWEARの比較がDEERとMOONの比較やDEERとDEERの比較より困難であり（反応時間が長い）、またグループ化できる偽単語の課題においてもたとえばHEAKとHINKの比較がHEAKとGOOTの比較やHEAK

とHEAKの比較より困難であった。これはDEERとWEARあるいはHEAKとHINKは両者が異なるものにもかかわらず2つの共通の文字を持っているので、同じものか異なるものかの判断に困難をきたすということである。そしてVWFAの活動は被験者にとって困難な比較において強かった。しかしグループ化できない子音の文字列の課題においては、1文字ずつ最初から最後まで比較しなければならないので、たとえばPWKSとCZHAの比較はPWKSとPHBSの比較より困難で、PWKSとPHBSの比較はPWKSとCZHAの比較より困難であった。またVWFAの活動も被験者にとって困難な比較のときに強かった。VWFAが視覚刺激をグループ化することに関わっているとすると、正しい綴りの文字列を1つのグループとしてまとめて処理することに習得しているため、単語や偽単語に対しては、全く同じあるいは全て異なる文字から成るものの比較が容易でありVWFAの活動も少なくて済む。しかしグループ化することが習得できていない子音の文字列に対しては、1文字ずつ異なる文字に出会うまで調べる必要があるので、最後まで調べなくてはならないような同じ文字列の比較が最も困難で、VWFAに負荷がかかって強く活動することになり、上記の結果を説明できるとした。そこで彼らは、VWFAは視覚刺激をグループ化することに関わっており、そのような機能が単語の文字列を全体として読むことに都合がよかったと考えた。

VWFAを含む左側頭葉下部病変により純粋失読を呈した症例 (Ino et al. 2008)

ここでわれわれが見いだした純粋失読の症例を示したい (Ino et al. 2008)。症例は39歳男性、右利きの男性で2005年某日、バイク同士の衝突事故により救急搬入された。意識清明で四肢の麻痺、知覚障害はなかった。事故数時間前の逆行性健忘、右視野の上半分の欠損を認めた。頭部CTで左側頭葉下部から後頭葉にかけての出血を認め入院した（図3-2）。翌日、看護師の名札が読めない、携帯電話の文字が読めないと訴えた。机上の検査では音声言語は、表出、理解ともに問題はなかったが、漢字は小学生低学年レベルの簡単な漢字が全く読めず、意味を理解できなかった。仮名の文字は読むことは可能ではあったが、仮名単語の読みに時間を要し、文字を一つ一つ拾って読むいわゆる逐字読み (letter-by-letter reading) となった（ただし欧米の letter-by-letter reading は、たとえば cat を「シー」、「エイ」、「ティー」と1文字ずつ読んだ後、「キャット」と読むが、仮名は文字音韻規則が強固なため、「ね」「こ」と1文字ずつ読むとそれで読みは終了となる）。仮名単語に対して、時に人差し指で文字をなぞりながら読む、なぞり読み (Schreibendes Lesen) の現象を認めた。漢字に対しては、なぞり書きをすることはなかった。数字を読むことは可能で、色名、指の命名も可能であった。計算は正常に施行でき、左右の区別も問題なかった。書字に関

3 読書と脳

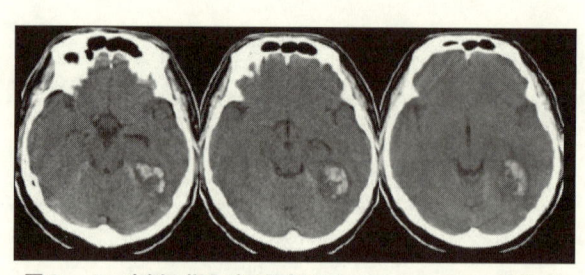

図3−2　症例の搬入時の頭部ＣＴ（Ino et al. 2008 より改変）

しては仮名と数字で障害なく、漢字で著明な障害があり、小学生低学年レベルの簡単な漢字も書けなかった。しかし自分の名前、住所を書くことはできた。漢字の模写は可能であった。発症4日目に施行した標準失語症検査（SLTA）では、正常人の2標準偏差を下回った項目は呼称（3・5標準偏差以下）と漢字単語の音読（7・5標準偏差以下）のみであり、純粋失読と診断した。

VWFAと呼ばれる脳領域が単語の読みの語彙経路に関与していて、VWFAの障害により純粋失読を生じるという説が最近提唱されていることをはじめに述べた。本症例も、VWFAを含む左側頭後頭葉下部病変により、純粋失読を呈していた。本症例は小学生低学年レベルの漢字が1文字も読めなかったことが特徴であったが、それは以下のように説明できると思われる。漢字は単独でも意味を持っており、単語とみなすことができるため、VWFAが単語の読みに関与しているとすると、その障害により漢字の読みの障害を生じることになる。すなわち、VWFAを文字列としての単語のみでなく、1つの文字でもそれが意味を持つ、つまり単語であるならその処理に強く関わると考えるわけである。VWFAが、物品や図形

の呼称で単語の読みよりも強く活動することがあるから「文字列としての単語」の処理に特化しているという説には反対する研究者も多いことを述べたが、この立場でも、VWFAの障害で漢字が読めなくなることに何の矛盾もない。一方、仮名は1文字では読めたので仮名文字を読むときにはVWFAの関与はあまりないと思われる。仮名は音韻規則が極めて厳密であり、VWFAが障害されて語彙経路が遮断されても非語彙経路、つまり左角回を経由する回路によって読めると思われる。しかしこの経路のみでは仮名の単語を瞬時に読むことはできず、一文字ずつ読む逐字読みになるのであろう。また本症例は読みの障害に加え、書字も障害されており漢字のみに認めたが、漢字の書字には視覚イメージの想起が必要でそれがVWFAの機能に依存しているためと考えた。発症初期でも自分の名前、住所を漢字で書くことはできたが、それらは普段から書く習慣があり、記憶された運動覚により可能であったと思われる。本症例で認められたなぞり書きで読む現象も純粋失読でよく認められ、運動覚を利用していると思われる。したがって本症例では運動覚は仮名に対してのみ認められ、漢字に対しては認めなかった。その後、症状は改善し、11日目で退院したときには仮名単語をかなり素早く読むことが可能となり、漢字の読み書きの障害が主体となっていた。35日目に外来を受診したときには漢字の読み書きの障害も消失しており、読み書きが多い仕事をしているが特に困ったことはないとのことであった。

症例に対するfMRI

この症例に対し、読みの障害のあった発症7日目と、障害を認めなくなった50日目で以下のような方法で読みの状況下での脳活動をfMRIにより計測した。

4文字の仮名より成る単語とそれらの仮名を別の漢字で置換した非語と1文字を別の漢字で置換した非語と、それらの仮名を左右に縦に並べかえたものを、プロジェクターを介して、透過スクリーン上に呈示した。そして患者はヘッドコイルに取り付けられた鏡によってそれらを見て、単語の方を選ぶ課題を行った（図3-3）。仮名単語は2秒毎に1秒間、漢字単語は3秒毎に2秒間呈示し、仮名、漢字、安静、漢字、仮名、安静、仮名、漢字、…の順で各々の課題を18秒ずつ8回繰り返した。18秒のブロックの中に仮名は9対、漢字は6対が含まれるので、合計で仮名は72対、漢字が56対使用されることになる。安静時には、単に個視点を注視した。撮影中は正解を頭の中で選ぶのみであり、正解率は撮影直後に調べた。正解率は初回が仮名で54％、漢字は52％で、2回目は両方とも100％であった。

fMRIにより認められた脳活動は漢字、仮名ともに、両側の後頭葉、ブローカ野とその右相同部、運動前野、外側前頭前野、補足運動野、上および下頭頂葉小葉、帯状回などであり、明ら

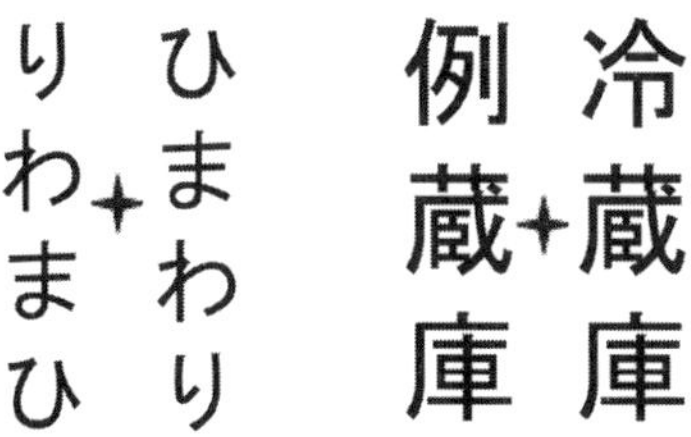

冷蔵庫 + 例蔵庫
ひまわり + まひわり

図3－3　症例に対して fMRI で使用した視覚刺激の例
（Ino et al. 2008 より改変）

かに1回目の賦活が大きく、2回目の脳活動は全体に低下していた（図3－4a、b、c、d）。脳活動がどのように変化したかを見るために、1回目と2回目の活動を直接比較した。この際、漢字と仮名で主要な言語野で活動差を認めなかったため、漢字と仮名を組み合わせた検討をした。1回目が2回目より活動が大きかった脳領域は両側の運動前野、両側の外側前頭前野、ブローカ野とその右相同部、左の上および下頭頂小葉、左の補足運動野などの言語機能やワーキングメモリに関連した領域を含む広範囲な脳領域に認められた（図3－4e）。この結果は、これらの広範囲な脳領域が動員されたことで読みの障害がある程度代償されたとも解釈できるし、これだけ広範囲な脳が活動しても、肝心な部分が働かないと読みはかなり障害されたままであるとも解釈できる。
2回目の活動が1回目より大きかった領域は左上頭頂小葉の一部（図3－4f矢印）と側頭後頭葉の後下部（図3－4f矢頭）の2か所のみであった。側頭後頭葉の後下部（図3－4f矢頭）に注目すると、2回目にVWFA近傍の活動が大きくなっていた（図3－5b、d、図3－6b）。すなわち回復したときの単語の読みでVWFA近傍

65　3　読書と脳

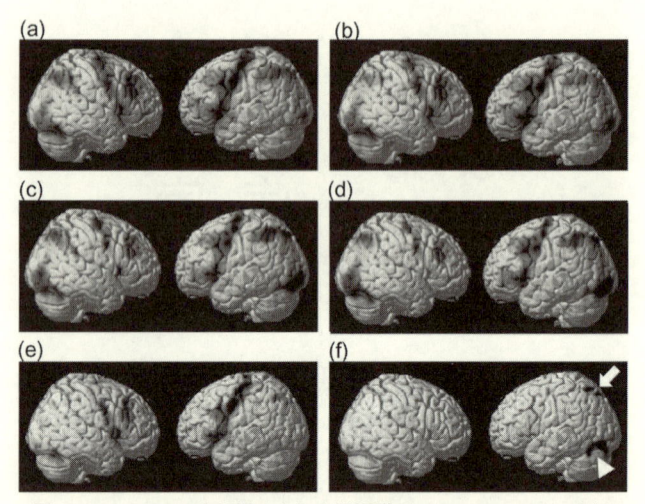

図3-4　MRIにより認められた脳活動（Ino et al. 2008 より改変）
（カラー口絵参照）

(a) 1回目の漢字、(b) 2回目の漢字、(c) 1回目の仮名、(d) 2回目の仮名、(e) 漢字と仮名を組み合わせた1回目の活動＞2回目の活動、(f) 2回目の活動＞1回目の活動。矢印は左上頭頂小葉、矢頭は右側頭葉の後下部から後頭葉にかけての活動を示す。

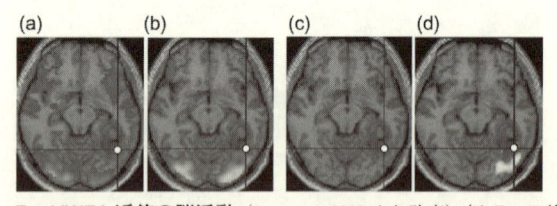

図3-5　VWFA近傍の脳活動（Ino et al. 2008 より改変）（カラー口絵参照）

○は35の研究のメタ分析によって同定されたVWFA（Jobard et al. 2003）
(a) 1回目、(b) 2回目、(c) 1回目＞2回目、(d) 2回目＞1回目

が活動するようになっていた。この所見はVWFAが単語の読みに強く関与していることを支持している。なお2回目の左上頭頂小葉の活性化（図3–4fの矢印）は、ヘンリーらの純粋失読の回復例でも認められ (Henry et al. 2005)、また日本人がハングル語を学習したときにも認められており (Hashimoto & Sakai, 2004) 本症例の読みの改善と何らかの関連がありそうだが、そのメカニズムは明らかでない。

VWFA障害に対する右相同部の代償

本症例では、解剖学的に右側のVWFAに相当すると思われる部位の活動が1回目で2回目よりも大きかった（図3–6a）。コーエンらは4歳のときに血管腫のためにVWFAを含む左後頭側頭葉の摘出術を受けた症例に対して11歳のときに語りの読みのときのfMRIを施行した (Cohen et al. 2004b)。その結果VWFAの右相同部が活動していたが、ブローカ野など他の言語野は左優位のままであった。この症例は読みが正常に発達しており、幼少時にVWFAを除去すると右の相同部がそれを代償することが可能であることが示唆された。コーエンらはまた別の19歳の例で、左後頭側頭葉の腫瘍を摘出された症例に対して単語の読みのときのfMRIを施行した (Cohen et al. 2004a)。この症例は青年期にVWFAを障害されたので読みは正常とはならず逐

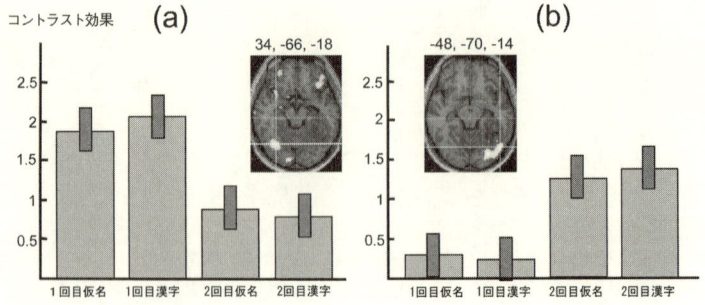

図3－6　VWFA右相同部の活動（Ino et al. 2008 より改変）（カラー口絵参照）
(a) 1回目の脳活動＞2回目　(b) 2回目の脳活動＞1回目。挿入した図の上の数字は線分が交差した部のMNI座標を示す。グラフはその座標における脳活動を示す。1回目はVWFA右相同部の活動が大きく、2回目はVWFA近傍の活動が大きくなっている。

字読みを呈していて、fMRIではVWFAの右相同部が活動していた。コーエンらはこの症例でVWFAの障害により逐字読みを生じた機序を以下のように考えた。右半球が文字を認識することが可能であることは、左右の脳をつなぐ脳梁を離断された症例や左半球の損傷者の過去の研究で示唆されていた。さらに左の後頭側頭葉の障害により逐字読みを示した症例において、右の後頭側頭葉の障害が加わると残存していた文字を読む能力も失われることが示されていた。そのためVWFAが障害されると単語全体として一度に読むことはできないが、単語の文字の1文字ずつがVWFAの右相同部で処理され、さらに左右の脳をつなぐ脳梁を通って左の言語野へ到達して読まれることを繰り返すことにより逐字読みという現象を生じると考えた（Cohen et al. 2004a）。

われわれの症例も右側のVWFAに相当すると思われる部位が、逐字読みを認めた病初期に、単語の

読みのときに強く活動していた。そのため本症例で仮名単語の読みが逐字読みとなったのは前述のように角回を介した非語彙経路で読まれた可能性のほかに、コーヘンらが考えるように仮名が1文字ずつVWFAの右相同部で処理されたことによる可能性もある。

仮名と漢字の単語の読みにおける脳活動

次に、単語の読みに関わる脳活動部位の仮名と漢字の相違についてfMRIにより検討したわれわれの研究を紹介する (Ino et al. 2009)。

頻度（NTTデータベースによる1998年朝日新聞に出現した回数。漢字：31-2354／年、仮名：31-3131／年）、親密度（fMRIに参加しない10人の被験者に対して5段階で評価。5：なじみが非常にある、1：なじみが全くない：漢字：4.08±0.3、仮名：4.13±0.3）、音節数（漢字：4.10±0.5、仮名：4.40）を調整した漢字単語と仮名単語を96個ずつ用意した（仮名単語のうち片仮名は83個、平仮名は13個）。これらの単語と、その単語と同一の文字を用いて作成した非単語を左右に並べ（図3-7）、以下の各課題のブロックは24秒で、その間に視覚刺激が0.5秒呈示され、1秒のブランクの後、次の刺激が0.5秒、ブランクが1秒と続き、24秒のブロックの間に視覚刺激が1.5秒間隔で

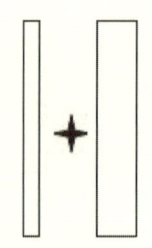

図書館＋図書館　図＋　アメリカ＋カリメア

図3-7　視覚刺激の例（Ino et al. 2009 より改変）

合計16個呈示される。安静時は固視点を凝視するのみである。(1) 単語を音読させる課題：半数の被験者は漢字/安静/仮名/安静/漢字/安静——の順で、残りの半数は仮名/安静/漢字/安静/仮名/安静——の順に漢字、仮名それぞれ6つのブロックを含む課題を行った。(2) 単語を選択させる課題：単語が右側にあれば右側のボタンを押し、単語が左側にあれば左側のボタンを押す課題。この課題にはターゲットが左にあるか右にあるかで反応時間に相違があるかどうかを検討するため、コントロール課題として2つの長方形を並べて大きい方のボタンを押す課題を追加した（図3-7）。仮名、漢字、コントロール課題がそれぞれ6ブロックずつ疑似ランダムに呈示され、それぞれの間に24秒の安静をいれた。音読課題と単語選択課題は別の撮影で施行され、半数の被験者は音読課題をまず行い、他の半数は単語選択課題を初めに行った。

音読課題では反応時間を測定できなかったが、正解率に漢字 (95.3±4.2%) と仮名 (96.4±3.4%) で有意差は認めなかった。単語選択課題で正解率をANOVA（分散分析）で検討すると、漢字、仮

名、コントロール間で有意差を認め、漢字の正解率（91.5±6.4%）が仮名（95.2±4.2%）およびコントロール（99.1±0.98%）より有意に悪く、仮名がコントロールより有意に悪かった。反応時間をANOVAで検討すると、漢字、仮名、コントロール間で有意差を認め、漢字の反応時間（799±83msec）が仮名（722±93msec）とコントロール（482±88msec）より有意に長く、仮名がコントロールよりより有意に長かった。ターゲット（単語、または大きな長方形）が左にあるか右にあるかで正解率と反応時間をANOVAで検討すると、正解率に差はなかったが、反応時間は漢字（左視野825±95msec 右視野776±80msec p<0.01）と仮名（左視野759±101msec 右視野687±93msec p<0.01）で単語が右にあるときに反応時間が短かった。コントロール課題では左右差は認めなかった（左視野483±98msec 右視野461±88msec ns）。漢字／仮名と左右の交互作用は有意でなかった。したがって、今回の単語選択課題では漢字も仮名も右視野においたものが認識されやすく、左半球の優位性が示された。

　脳活動を見ると、単語を選択させる課題では、両側紡錘状回、両側島、両側運動前野、両側外側前頭前野、両側上および下頭頂小葉、両側補足運動野などで漢字が仮名より大きく、右半球で顕著であった（図3−8）。これらは視覚処理、視空間注意に関連した領域であり、ブローカ野以外の言語野には差を認めなかった。このブローカ野の活動も右相同部の方が顕著であり、言語機能というよりワーキングメモリの活動の相違を反映していると思われる。単語を選択させる課題では漢字の正解率が仮名よりも有意に低く、反応時間が有意に長かったことからこの課題では

71　3　読書と脳

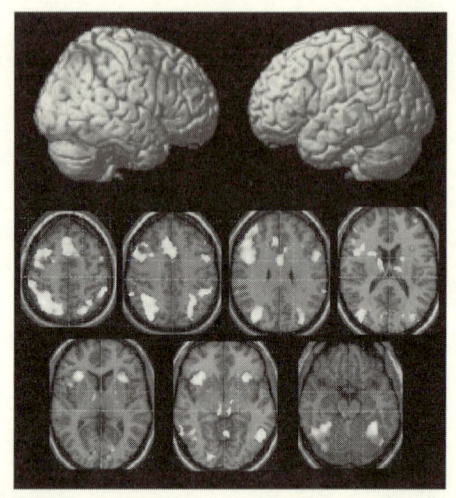

図3-8 単語の選択 漢字＞仮名 (Ino et al. 2009 より改変) (カラー口絵参照)

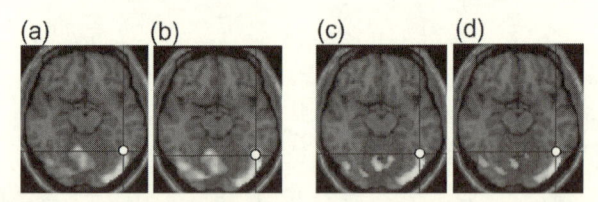

図3-9 VWFA 近傍の脳活動 (Jobard et al. 2003) (カラー口絵参照)
○は 35 の研究のメタアナリシスによって同定された VWFA
(a) 漢字の単語選択　(b) 仮名の単語選択　(c) 漢字の音読　(d) 仮名の音読

漢字が仮名よりも困難であったと言える。漢字が複雑な形態をしていることから単語を選ぶという課題では漢字が仮名より困難であったと思われる。そのことを反映して、視覚処理、視空間注意に関連した領域において右半球優位に漢字で仮名より活動が大きかったと思われる。仮名が漢字より強く活動した領域は認めなかった。

　一方、音読課題では反応時間を測定していないが、正解率に相違はなく、脳活動にも漢字と仮名で有意な相違を認めなかった。これは漢字と仮名で脳活動に差があるという従来の報告とは異なる。たとえば櫻井らによると紡錘状回において漢字に対して仮名より強く活動し、中／下後頭回と側頭頭頂接合部において漢字に対して仮名より強く活動する（Sakurai et al. 2000）。しかし従来の漢字と仮名を比較した報告では、仮名単語としても漢字で書いた単語が使われ、非語彙経路の活動を抽出するような課題となっている。今回のように、仮名単語として通常は仮名で書かれる単語を使用すると、漢字と仮名で音読のときの脳活動に差を認めなかった。

　また単語の選択、音読ともにVWFA近傍の活動を認め（図3-9）、この領域の活動は単語の選択でも音読でも、漢字と仮名で有意な相違を認めなかった。

　以上のように、単語を選択させる課題においてはこのタスクが漢字で困難なことを反映して視覚処理、視空間注意に関連した領域が右半球優位に漢字で仮名より活動が大きかったが、言語野ではVWFA近傍の活動も相違を認めなかった。音読では漢字単語と仮名

単語で脳活動の相違は認めなかった。したがって、漢字と仮名の単語の読みは親密度、頻度を調整すると共通の言語システムで処理されると考えられる。最近、片仮名の単語が次々と日本語に加わっており、今後もさらに増加すると思われるが、これらも親密度、頻度が十分になれば従来の単語と同様の脳内処理をされるであろう。

漢字は仮名より右半球の関与がやや大きい

タキストスコープを用いた行動実験と失語症の症例の検討から右半球の関与が漢字で仮名より大きい可能性があることが示唆されていたが、脳賦活研究では仮名、漢字ともに左半球優位であることで一貫している。ただ仮名と漢字で微妙な差はあり、中村らによると、言語野は仮名、漢字ともに左半球優位であるが、視覚刺激の形態処理を行っている後頭側頭皮質の一部は右優位であり、特にまだ視覚処理が浅い段階の後頭側頭皮質後部において仮名は左優位であったが、漢字は右優位であった (Nakamura et al. 2005)。鎌田らのMEGの実験でも、漢字の読みで後頭側頭皮質に右優位の活性化が認められている (Kamada et al. 1998)。これらの所見が行動実験においてタスクによっては漢字が右半球優位になることの神経基盤かもしれない。しかし神経活動の相違は言語野ではなく、視覚連合野で認められたことを強調したい。今回の研究では、単語選択課

題で漢字が仮名より右優位に賦活が大きかったため、この課題では右半球の脳活動の関与が漢字で仮名よりも大きかったと言える。

文を読むときの脳活動

単語が文法規則に従って組み合わされることで、文が作られる。したがって文を読むときは、単語の理解に加え、文法に関与する脳領域が活動することになる。ケラーらは、異なる頻度の単語を含み、文法の複雑さが異なる文を読んでいるときの脳活動をfMRIで計測し、語彙と文法が脳活動に与える影響を調べた (Keller et al. 2001)。その結果、ブローカ野、ウェルニッケ野、下頭頂小葉、後頭側頭葉腹側などが、低頻度の単語を含み、かつ文法が複雑な文に対して、最も強く活動した。そこで彼らは、語彙、文法それぞれが単独の脳領域に依存しているのではなく、左半球の広範囲なネットワークに関与していると考えた。一方、酒井は、文法の知識によって文を理解する課題のときに文の単語の記憶課題に比べてブローカ野が強く活動することをfMRIで見出し (Hashimoto & Sakai 2002)、経頭蓋磁気刺激法でブローカ野を刺激して活動を高めると文法判断が促進される (Sakai et al. 2002) ことから、ブローカ野を文法の中枢と考えている (酒井 2005)。他にも文法がブローカ野に局在していることを示唆する報告 (Caplan et al. 2008) があ

るが、前述のケラーらと同様、多領野が文法に関わっているとする研究が多く、特に側頭葉の関与が重要とされる（Griffiths et al. 2013; Kaan & Swaab 2002; Papoutsi et al. 2011; Tyler et al. 2007; Prat & Just 2011）では、脳機能を適応性、協調性、効率性という3つの観点から、区別した。すなわち適応的な脳はタスクが複雑になったときに、必要な脳領域を動員してその活動を高めることで対応することができ、協調的な脳はあるタスクに対して複数の領域が同期して活性化し、効率的な脳はタスクに対して中核的な役割をする領域の活動が少なくてすむと考えた。この観点から語彙力とワーキングメモリ容量の個人差が読解時の脳活動に与える影響を以下の方法で調べた（Prat & Just 2011）。文法構造が簡単な文と難解な文を、3段階の異なる3つの記憶負荷条件（記憶課題なし、3つの具体語の記憶（低記憶負荷）、3つの非語の記憶（高記憶負荷））のもとで読むときの脳活動が、前もって測定した被験者の語彙力およびワーキングメモリ容量とどのように相関するかをfMRIで検討した。その結果、個人のワーキングメモリ容量が大きいほど、文法的に難解な文の読解時に、前頭前野、線条体、海馬などの活動が高いことがわかった。これはワーキングメモリ容量が大きい脳は適応的であることを示す。また個人のワーキングメモリ容量が大きい脳ほど、文法的に難解な文の読解時にも、前頭葉、頭頂葉などの中央実行系と言語野、海馬など記憶に関する脳領域が同期して活動していた（ワーキングメモリの個人差と中央実行系については本書6章および本シリーズ第3巻2章参照）。これはワーキングメモリ容量が大きい脳

は協調的であることを示す。したがって、ワーキングメモリ容量が大きい脳は、適応的で、協調的であった。そこでワーキングメモリ容量が大きいことは、必要に応じて認知資源を動員する一般的な情報処理能力が高いことを反映していると考えた。一方、被験者の語彙力が大きいほど、読解のときに、両側の下、中前頭回、前頭内側などの前頭葉の活動が小さく、その領域での脳活動が効率的であることが示された。一般に読むことの経験が多いほど語彙も多くなると報告されていることから、読書の経験による語彙力の増加によって読解時に前頭葉の活動が効率的になると推定した。

文章（テキスト）を読むときの脳活動

複数の文がある1つの意味的なまとまりを持つように構成されて、文章あるいはテキストができる。テキストを読んで理解するためには、前の文の記憶と関連づけながら、さらに文の中にはない既存の知識と照合しつつ、該当の文の意味を推定することを繰り返す必要がある。このとき、テキストの中に明示的には示されていない情報、たとえば、出来事の時間的順序、因果関係、空間的なレイアウト、何の視点から見ているか、文の中の単語がテキストにおいてどのような意味で使われているかなどの情報を、文の因果関係、すなわち文脈を理解することにより抽出していく。

したがって、テキストを理解することは読者がテキストの意味を自ら創造することである。このような読み手が、自身が持っている知識を活用して推論しながらテキストに表現された状況の意味を把握したものを状況モデル（situation model）（Zwaan & Radvansky, 1998）ということがある。

2つの文の関連性を見出すことは文脈を理解するときの基本である。フェルステルとフォンクラモンのfMRI研究では、意味に関連性がある2つの文（たとえば、マリーの試験が始まろうとしていた。彼女の手から汗が出ていた）と関連性がない2つの文（マリーの試験が始まろうとしていた。彼女の友人が誕生日を覚えていた）を読むときの脳活動を比較した（Ferstl & von Cramon 2001）。意味に関連性がある文を読むときに、関連性がない文を読むときより、左の前頭葉内側と楔前部（precuneus）、後部帯状回が賦活した。彼らはこれらの領域が、2つの文から読者自らが全体の意味を作りあげること、すなわち状況モデルの構築に関わっていると考えた。

スーらは、イソップ寓話集から選んだ物語を編集して、（1）物語から任意に抽出した単語の羅列、（2）互いに関連のない複数の文、（3）寓話そのもの、を読んでいるときの脳活動をfMRIで測定した（Xu et al. 2005）。（2）のときの脳活動から（1）のときの脳活動を引くと、ブローカ野、ウェルニッケ野などシルビウス裂に沿った言語野の脳活動が認められた。これは文を読むときに文法や語彙に関与する脳領域が動員されるということである。（3）のときの脳活動から（2）のときの脳活動を引くと、前頭葉内側と楔前部、後部帯状回、側頭－頭頂－後頭接合部、角回などが強く活動した。彼らはこれらの領域が文脈の理解に関与していると考えた。さら

に脳活動の変化を見ると、物語の背景となる部分を読むときに脳活動は左半球に強く偏っており、物語の中の登場人物、事物、時間関係、社会的な状況などが具体的に処理されていることを反映していると考えた。一方、結末の部分では右半球も活性化されるようになっており、物語全体の意味がつかめたときには右半球も関与することを示唆した。

また意味に一貫性がある文章を読むときに比べ強く活動する領域を調べた10例のメタ分析では、前頭葉内側と楔前部、後部帯状回が賦活することが報告されている (Ferstl et al. 2008)。

以上は主に日常的なストーリーの文脈理解に関するもので、小説、エッセイなど文芸書を読むときに関するものと言えるが、学芸書を読むときの脳の働きについても最近研究されている。モスらは生物学のテキストを（1）単に繰り返して読む、（2）別の言葉で言い換える、（3）自分が理解しているかどうかのモニターをし、精緻化、推論や言い換えなどを使って自分に説明する、の3つの方法で読むときの脳活動をfMRIで調べた (Moss et al. 2011)。前頭前皮質背外側部、背側運動前野、帯状回、島前部などの中央実行系の活動は（2）と（3）で（1）よりも大きかった。これらの領域は集中力を必要とするようなタスクで共通して活動する領域として知られており、（2）、（3）に比べると（1）は最も単純な方略なのでこれは当然の結果である。（2）と（3）を比較すると、中央実行系の活動は（2）でむしろ大きく、（3）が（2）よりも強く活動した領域は、前頭葉の内側、楔前部、後部帯状回、角回などであった。（3）は状況モデルを

構築するときの方略であり、行動実験から（3）の読み方が（2）の読み方より、テキストの理解に有利であることが示された。したがって状況モデルを使って学芸書を効率的に読んでいるときに前頭葉の内側、楔前部、後部帯状回などが活動することが示唆された。これらの領域は、前述の、物語の読みにおいて状況モデルが使われた領域とほぼ一致している。したがって、文芸書でも学術書でも、状況モデルによって、すなわち自らが意味を創造しながら文章を読んでいるときに、前頭葉の内側、楔前部、後部帯状回、角回などが活動する。

ところでこれらの領域は、解剖学的にデフォルトモード・ネットワークと呼ばれる領域に相当することが興味深い（デフォルトモード・ネットワークについては、本シリーズ第1巻7～8章とコラム参照）。この領域は注意、集中力を要するような課題であり、課題の種類にかかわらずその遂行時に、安静時に比べて活動が低下するような課題であり、何も課題が与えられていないときに認められる自発的な脳活動であると言われる。しかしデフォルトモード・ネットワークは個人的な記憶の再生や、未来の予測、自分の性格の評価など、自己と関連する課題では逆に安静時より活動が亢進する。状況モデルによりテキストを読むときにこれらの領域が活性化することは、このような行為が、外的刺激を一定の規則で計算、処理するような認知活動とは異なり、読者の想像力、創造力を必要とするような内的活動であることと符合しているように思われる。

おわりに

ヒトの持つ潜在的な脳機能と社会の要請との相互作用から生じた文字言語は時空を越えた情報伝達を可能とし、文明を進歩させ、社会を変えてきた。最近20年ほどで急速に普及したインターネットにより文字言語が社会に与える影響はますます大きくなっている。逆に文字言語の利用を必要とする社会はヒトに対して、文字言語を利用しやすいように脳の機能的、構造的な変化を生じさせた。たとえば、読みの訓練と経験を繰り返すうちにVWFAという脳領域が後天的に生じ、ヒトで元来よく発達している視覚野や生得的にヒトが有している言語野などの脳領域と連携して活動することにより、素早く読むことができるようになった。

このような脳と文字文化の相互作用は現在も進行中である。スマルらはインターネット検索に慣れた、または慣れていない中高年の被験者にインターネット検索をしながら文章を読ませたときの脳活動と同じ文章を通常の画面で読んでいるときの脳活動をfMRIで比較した (Small et al. 2009)。その結果、インターネット検索に不慣れなグループは両者で同様の活動を示したのに対して、検索に慣れたグループでは前頭葉極部、側頭葉前部、帯状回など意思決定や推論に関わる領域が、インターネット検索をしながら読んでいるときの方が通常の読みより強く活動した。そこで彼らは中高

最近、スマートフォンが急速に普及しているが、スマートフォンで文書を読むときは手の素早い動きと連動している。そのため、眼球運動が多く手を使うことは少ない従来の紙媒体で文書を読むときとは異なった脳活動をしていると思われる。このようにITの技術の進歩はヒトの脳活動に変化を与えている。電子書籍はまだ使い勝手が悪く、さほど普及していないが、映像や音声を提供できる利点がある。今後、現在の形式とはさらに異なる方法による読書様式が出現していく可能性もある。

ところで、インターネットから瞬時に情報を得ることは、自らの脳から情報を得ることとどのように違うのだろうか。もちろん、自分の脳で体系化した知識とクラウドから得た情報とは異なる。しかしインターネットで情報を入手する技術がさらに進化すれば、またその技術を利用する新たな脳領域をヒトが獲得できれば、クラウドを脳の一部とみなすこともできるようになっていくのではなかろうか。もちろんわれわれの脳は、それが可能となるようにはできていないのかもしれない。実際、現在の文字文化にも全ての人が適応しているわけではなく、知能は正常で文字は読めるにもかかわらず文章は読めないディスレクシア (dyslexia) 読字障害が人口の1割程度は存在するとされる。しかしITの技術進歩が今後もヒトの脳活動を変えて新たな社会が誕生していくのは間違いないと思われる。5000年ほど前の文字誕生に匹敵するような、人類にとって革新的な出来事が現在起きていると言えるだろう。

年者においても、インターネット検索の経験が脳活動のパターンを変化させる可能性を指摘している。

4 バイリンガルの脳内神経基盤

福山秀直

はじめに

　人の言語機能は、他の種にはない情報伝達手段であり、人類が人たる所以の一つでもある。イルカなど、言語ではなくても、意思の伝達方法を持つ動物はあるが、こまやかな意思の伝達が可能なのは、言語機能が口から喉にかけての機能の発達とそれに見合う脳機能の発達があったことによる。

　言語機能の研究の歴史は、ブローカが左側前頭葉下部の障害が見られた患者で、生前、発語ができなかったことから、その部位をブローカ野と呼ぶようになったことに始まる。世界には文字を持たない人種はあるが、音声言語を持たない人類はいない。それだけ重要な自分の意志を伝達

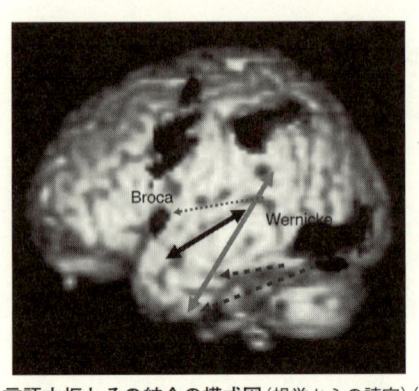

図4−1　人の言語中枢とその結合の模式図(視覚からの読字)（カラー口絵参照）
目から後頭葉（右）の視覚野に入った信号が前方の言語中枢に伝達される。

する手段で、ヒト脳では高度な神経回路網が発達している。前述のブローカが言語の表出に関係しているのに対し、側頭葉後部から頭頂葉にかけて存在するウェルニッケ野は言語の認識に関係している。そのほかにも、文字の形を認識する働きを持つ領域が側頭葉の下面に存在することが知られている (Usui et al. 2009)。特に、ブローカ野とウェルニッケ野をつなぐ弓状束と呼ばれる神経線維束が発達していることが重要である（図4−1、図4−2）。この神経線維束の左右差を見ると、言語機能が存在する左半球の方が発達している。また、男女差があり、男性は左脳優位に発達しているが、女性は左右で大きな差がないことが多い。これは、脳全体にも言えることで、大脳半球をつないでいる脳梁という神経線維束は、女性の方が発達していて左右に機能があった場合、左右が強く結合して、脳全体で機能するようにできている。頭蓋骨の厚さも厚く、種の保存に必要な女性の方が、さまざまな脳障害に対し

て柔軟に対応できるような構造になっていると想像される。ただ、近年増加している多言語話者（multi-language speaker）の失語研究では、よく使った言語の回復がいいようで、一概に神経線維の連絡だけで結論できるものではない（Ansaldo & Saidi 2014）。

バイリンガルの脳機能研究の現状

　2ヵ国語を自由に使えるバイリンガル（bilingual）、あるいは、もっと多くの言語を話すマルチリンガル（multi-lingual）の人のなかでも、同時通訳が可能な高レベルのバイリンガルから、2ヵ国語を不自由なく話すレベルまで、バイリンガルと言ってもさまざまである。さらに、重要なことは、文法の違いで言語に慣れやすいかどうかが、大きく左右される。欧米の言語は、基本的に同じ起源を持っているので、よく似た文法構造をしている。すなわち、英語などは、主語、述語、目的語の順に並んでおり、アジアでは中国語が同じ構造をしているが、日本語や韓国語は、主語、目的語、述語の順で、日本語ではかなりの場合、主語も省略されることが多い。このことが、日本人や韓国人は、話す英語が苦手な人が多い原因の一つとされている。逆に中国人は日本語を習得するのに、韓国人よりも時間がかかるようである。したがって、簡単にバイリンガルと言っても、人によってさまざまなレベルの言語能力、特に単語の知識量などが異なると考えられ

る。一定以上の言語能力を担保するために、各国が行っている言語テストでそれらの人を評価することは可能であるが、実際の社会生活の中での言語能力と、語彙や話す相手がある程度決まった環境などでの言語能力は同等に論じることは難しい。文法構造だけではなく、多くの場合言語によって母音が多い言語や子音が連続して使われる言語など、発音の具合は大きく異なり、それらによって言語理解の程度も異なってくる。このようなさまざまな異なったいくつかの言語をある程度のレベルで使いこなせる人をバイリンガルと呼んでいるが、その程度はさまざまである。

最近の言語機能の脳活動についての研究では、日本語のかな、漢字の読字の処理が異なるというような、かなり詳細な研究がfMRIや硬膜下電極による記録を用いて行われている。さらに、漢字の読みに関しても、日本と中国（簡体字は、日本の漢字とかなり異なるが、台湾の漢字はむしろ日本の漢字に近い）の違いなども研究対象になっている（Yokoyama et al. 2013）。

fMRIでは、体動の制約もあり、読字のみの研究がほとんどで、発語機能に関する研究は少ない。前記のように、異なった言語を使いこなすバイリンガルの人の言語機能と、よく似た文字からなる別の言語（英語とドイツ語など）を使っている人の言語機能の比較は、さまざまな条件を考慮しないと同じように比較することは難しい。一方、脳外科で開頭術を行う患者さんで、硬膜下に電極をしばらく留置して各脳部位の機能を測定したデータでは、側頭葉から前頭葉、頭頂葉にかけて、複雑な機能的結合をして言語の読み、発語をしていると考えられるデータが得られていて、単純な神経機構によって言語機能が維持されているとは容易に考えがたい（図4-2）。

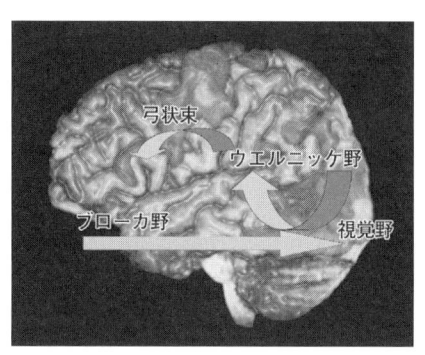

図4−2 硬膜下電極の言語に関する結合性（松本理器博士のデータによる）
（カラー口絵参照）

電極を挿入した状態で、覚醒状態、行動抑制がないので、読字、発語などを検査することが可能である。複雑に後頭葉から側頭葉、頭頂葉に結合があることがわかる。

これまで、文字の読み書きと発語に関して、同じように扱ってきたが、人類の歴史は、数百万年をさかのぼることができるので、漢字やエジプト文字など古代の文字を勘案しても数千年の歴史しかない、書字、読字を、言語機能とするのが正しいかどうか、やや疑問が残る。むしろ、人類において口語で意志伝達をしている能力がどのよう発達したか、異なった言語をどのように使い分けられるのか、あるいは、使い分けできないのか、考える必要がある。これは、前述のように文字を持たない人々が存在し、現在でも、教育環境問題などで読み書きのできない人も少なくないということ、その人たちが意志伝達に言語を使いこなしているという現実を見ると、読字、書字と言語会話とはかなり異なった脳機能を使っていると考えるべきであろう。

バイリンガルは、両親が異なった言葉を話す家庭に育った場合、幼少時に母語とは異なる言語環境で

87　4 バイリンガルの脳内神経基盤

成育した場合などに、二ヵ国語を話す場合が多い。また、ヨーロッパのように住んでいる環境が二ヵ国語を話す必要がある場合などには、必然的にいくつかの言語を話すようになる。しかも、ラテン語を起源としたヨーロッパの言語は、それぞれがよく似た言語構造、歴史的な国同志の混合によって単語が同一あるいは相同のものになるなどで、相互に大きな違いがない場合、比較的母国語以外の言語を話すことが困難ではなくなる。この場合、書字、読字は、口語と別に考える必要がある。生活上必要性がなければ、読み書きは不要になると思われ、書字、読字はできない場合が多い。会話だけではなく、読み書きも含めた二ヵ国語以上の言語処理に興味ある研究人の脳の中で、言語はどのように扱われているか、複雑な言語処理を別々の回路を使って処理しているのか、同様の神経機構を使い、読み書き、話をしているのか、これは非常に興味ある研究課題であるが、なかなか良い研究方法がない。一ヵ国語の言語処理に関しても、明快なデータはなく、硬膜下電極を使ったデータをまとめたものが、図4-3（91ページ）である（Matsumoto et al. 2011）。頭頂葉も大きな働きをしていると思われるが、脳損傷研究では明らかなものはない。

バイリンガルの人の脳機能は、どのようにコントロールされているか、言語ごとに言語中枢があるのか、同じような言語中枢が仕事を共有しているのか、その場合は、どのように仕事を切り分けしているのか、いろいろ、考え方があるが、どれが正しいのか、はっきりした解答がなかった。二ヵ国語を話す人はある程度経験があると思われるが、英語を話しているときには、頭の中では英語で思考し、発想も英語圏の人と同じような考え方をする。日本語を聞いても、韓国語を

聞いているような、日本語とは思えない感覚があることをしばしば経験する。このように、二ヵ国語を話す場合、一方の言語を話すときにはもう一つの言語は、使われないようにスイッチが切れるような仕組みがあると推測される。これまでの多くの言語、特に、英語圏の言語研究でfMRIを用いて言語中枢を検討した論文でも、特に言語ごとに賦活される部位が異なるというデータは、私の知る限りない。したがって、脳が何らかの工夫によって同じ神経回路を使い分け、別の言語を話す機構を働かせていると考える方が自然である。

英語−ドイツ語、英語−日本語のバイリンガルの比較研究

われわれはfMRIを用いて、英語−ドイツ語、英語−日本語の二ヵ国語を話す人を対象に検討を行った。英語−ドイツ語は、言語の源が同じで文法的な差異も大きくないので、二ヵ国語といってもさほど大きな差はないと考えて良いが、英語−日本語は、成り立ちも含め全く異なった言語体系であり、この2つの言語を使い分ける場合にどのような差が生じるかを見ると、多言語を使う脳の機構に迫るものではないかと推測された。しかし、2つの同じ意味を持つ単語を見た場合 (trout-HORSE) 言語に依存して働いている脳の部位では、異なった単語を見た方がよく活動すると思われるが、驚くべきことに、

89　4 バイリンガルの脳内神経基盤

英語―ドイツ語の二ヵ国語の読字で、英語―日本語の場合を比べると、左の尾状核という部分において、使用する言語が同一で同じ意味の言葉を提示した場合の神経活動の賦活が一番少なく、異なった意味のものを想起する場合が一番大きかった（図4－3）(Crinion et al. 2006 参照)。これは、言語の切り替えに、尾状核が関係していることを示している。左の尾状核頭部という大脳深部の一部が機能していることが明らかになった。ここでのスイッチが言語機能を変換していると考えられる。さらに、どのような神経回路を使って、このようなコントロールをしているか、最近の詳細な活動部位の機能的結合を解明する、グランジャー因果性モデル (Granger Causal Modeling) や力動的因果モデル (Dynamic Causal Modeling) などの方法を用いて解決していく必要があると思われるが、本論の範囲を超えているので、詳細は省くことにする。

言語は、人特有のものではないという考えもあるが（イルカなど）、これからの脳研究では一つの重要な課題の一つで、fMRIでは行いにくい、発語を伴う（口が動くと頭部が動くので、fMRIの測定ができない）言語の研究、言語機能の発達過程、など多くの未解決の問題があり、今後の研究の進展が期待される。

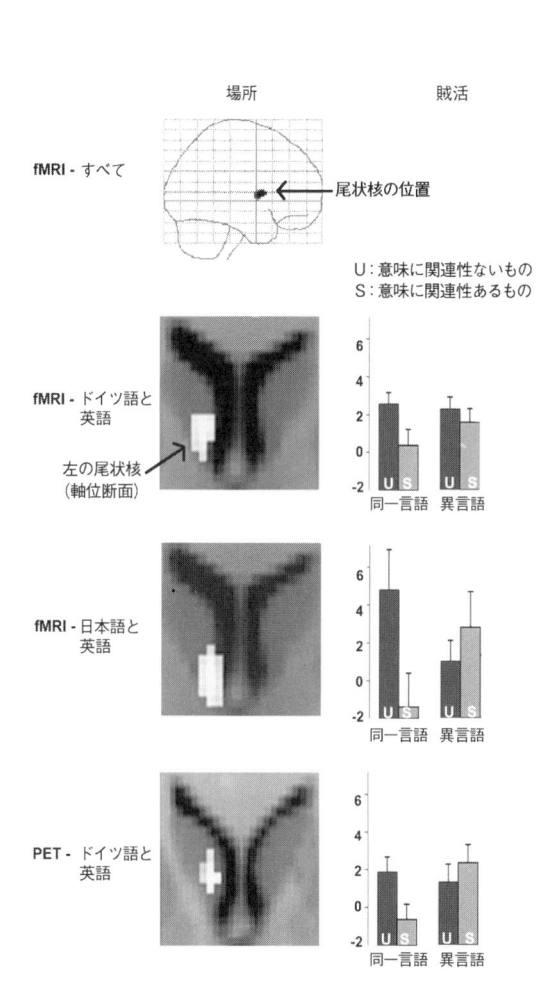

図4−3 英語、ドイツ語、日本語のバイリンガルの左尾状核の賦活
(Crinion et al. 2006)（カラー口絵参照）

それぞれの言語で、関係のある単語、関係のない単語対において、同じ言語を使う場合と異なった言語を使う場合の比較を行ったところ、同じ言語を使う場合、2つの単語の関連性がない場合、左尾状核の活動が亢進しており、逆に、同じような意味の単語の場合、活動が少ないことが明らかになった。これは、左尾状核が言語特異的な部位であることを示唆する。

4　バイリンガルの脳内神経基盤

5 文章が創発する社会的情動の脳内表現

高橋英彦

はじめに

　この社会脳シリーズ中で、本巻のテーマは神経文学である。私自身、精神科医であり、本は人並みには読書はするが、文学の素養があるわけでもなく、また文学的能力やもう少し基礎的なレベルとして読み・書きの能力の神経基盤の理解を目指して研究をしてきたわけではない。人間の精神活動は、知・情・意とも呼ばれる。知とは読み・書き・そろばんのような伝統的にはどちらかというと臨床神経学や神経心理学が扱ってきたテーマである。一方、情（情動・感情）や意（意図、意思決定、意識）といった主観的体験を扱うのが主として精神医学と言える。精神疾患の診療に従事し、知、つまり読み・書き・そろばんや記憶や言語機能には目立った異常が認められ

ないが、社会生活がうまく行かず、社会復帰が困難な症例を数多く経験してきた。この背景にある何かをきちっと評価して何が起こっているのか理解して社会復帰につなげられないものかと感じるようになった。その何かが、まさに情(情動・感情)や意(意図、意思決定、意識)であると考えるようになり、このようなテーマの神経科学的理解を深めたいと考え、脳画像研究(fMRI)の手法を利用しながら研究を開始した。私が今回紹介する自身の研究は、そういった背景から着手した仕事であり、文章を読む能力そのものの研究ではない。しかし、物語や映画の中の登場人物に感情移入して読んだり、観たりするためには、読むことを通した感情や意図の理解が不可欠であり、その意味で本巻の内容とかかわると考えている。

情動のfMRI研究の潮流

1990年代後半より2000年代前半にかけて、非侵襲的脳情報の計測技術(特にfMRI)や認知・心理パラダイムの進歩により、情動をテーマにしたfMRI研究が盛んに行われるようになった。心理学、経済学、哲学などの人文社会の研究者も、神経科学の方法論を用い始めることが加速して、社会脳研究の興隆のきっかけとなる分野と考えている。このような時代背景の中で情動(特に不快情動)における扁桃体の役割に関する研究(Adolphs 2001)や、喜怒哀楽といっ

た基本的な情動に関する表情認知の研究が盛んになされた（Phan et al. 2002）。精神神経疾患においては喜怒哀楽といった基本的な情動の障害も認められ、これらの研究を受けて、2000年代前半は精神疾患患者における基本的な情動の障害の神経基盤を検討する臨床研究も行われるようになった（Takahashi et al. 2004a）。このような基本的な情動の障害に関する研究では顔の表情写真や不快な写真を見せる研究が多い。私自身も、精神科の患者における扁桃体の異常を調べるために写真を視覚刺激として用いた研究も行った（Takahashi et al. 2004a）。

しかし、精神疾患のなかには、これらの基本的な情動の障害もさることながら、より社会的で複雑な情動の障害と考えられる病態も少なくない。たとえば、罪責感や羞恥心を適切に認知、理解できないと、社会のルール、モラル、エチケットを無視・逸脱した反社会的な行動につながることをした、罪深い人間だ、価値のない人間だなどといった罪責妄想・微小妄想と呼ばれる症状を呈することがある。自尊心や誇らしい気持ちが過剰あるいは不適切に機能していると考えられる状態としては、躁状態があり、時には自分は特殊な能力を持っているなど誇大的な言動が認められる。躁状態とは状態像は異なるが、性格傾向として、自己愛傾向が強すぎる自己愛性人格障害では、実績や根拠もないのに自身に対する誇大的な感覚を有し、自分は特別な存在であると信じ、
（羞恥心については本シリーズ第6巻5章「自己を意識することで生じる情動の神経メカニズム」を、モラルや逸脱行動については第2巻『道徳の神経哲学』をそれぞれ参照）。反対に、これらの情動が不適切に過剰な状態に認められ、重症になると事実に反して自分は他人に申し訳ないこ

自分への称賛を求めるといったことが問題となる。逆に過度に自尊心が低い状態はうつ状態とも考えられる。このような社会的な情動はなかなか一枚の写真でその情動の認知や経験を被験者に引き起こすのが難しい。そこで、私たちは短い文章を示し、社会的で複雑な状況を記述し、その状況で惹起される社会的情動の認知に関わる神経基盤を探るfMRI研究を行った。

社会的情動と文脈の理解

罪責感や羞恥心は社会のルール・規範や社会通念から逸脱した際に生じる情動であり、モラル情動とも呼ばれる（Haidt 2003）。モラルや対人的なマナー・エチケット、身だしなみなどを維持し、さらに促進・向上させる働きがある。したがってこれらの情動の障害は精神・神経疾患に認められる反社会的な行動やモラルを欠いた行動につながる。また、心理学ではこれらの情動は自己意識情動（self-conscious emotions）と呼ばれる（本シリーズ第6巻5章に詳しい）。自己意識情動とは、他人の自己に対する評価や意見を意識し、それに気をまわし、心配するときに生じる情動である（Eisenberg 2000; Haidt 2003）。他人が自己のことを怒っているのではないか、嘲笑っているのではないかといった自己に対するネガティブな評価を伴うのが罪責感や羞恥心であり、罪責感や羞恥心はネガティブな自己意識情動と呼ばれる。一方、他

人が自分のことを誉めてくれているのではないか、尊敬してくれているのではないかという自己に対するポジティブな意見を意識するのが自尊心や誇りであり、ポジティブな自己意識情動とされる。言い換えれば、これらの情動を適切に認知したり、体験するには、"心の理論"の能力、つまり、相手の立場に立って相手の気持ちを推察したり、理解する能力が不可欠であると言える。このような他人の立場に立って他人の気持ちを推し量る能力は物語や映画の登場人物に感情移入したり、ストーリーの展開を予測する能力そのものでもあり、自己意識情動の神経基盤を理解することは、登場人物の内的状態や文脈を理解する神経基盤の理解にもつながるとも言える。

罪責感や羞恥心に関する脳活動

私たちは、健常者を対象にfMRIを用いて、罪責感や羞恥心を惹起する短い文章を読んでいる際の脳活動を測定した（Takahashi et al. 2004b）。コントロールとしては罪責感や羞恥心の条件と似た構造や単語を使用して、特別な情動を惹起しないニュートラルな文章を提示した。その文章刺激のサンプルを表5−1に掲げる。これらの文章はfMRIに参加した被験者とは別の健常者に事前に文章刺激の候補となる例をいくつか示し、その中で多くの人が共通してこちらの意図

97　5　文章が創発する社会的情動の脳内表現

表5-1　文章刺激のサンプル（罪責感・羞恥心）
(Takahashi 2004b)

ニュートラル	私は公園で携帯電話を使った。
	私は寝る前にパジャマに着替えた。
	私はレストランで夕食をした。
罪責感	私は病院内で携帯電話を使った。
	私は店でドレスを万引きした。
	私は無銭飲食をした。
羞恥心	私は人違いで知らない人に声をかけてしまった。
	私は場違いな服装をしていた。
	私はレストランで作法を知らなかった。

した罪責感や羞恥心を惹起する状況と判定した文章を選定した。ニュートラルな文章も特別な情動を惹起しないことを確認した。

本実験のfMRI実験でも、被験者は予備調査と同じように私たちが意図したような情動を惹起する文章であると判定をした。fMRIの結果では、ニュートラルな文章に比べて罪責感や羞恥心の文章を読んでいる際に共通して、内側前頭前野と後部上側頭溝においてより強い賦活を認めた。羞恥心の文章では加えて側頭極や眼窩前頭の賦活を認めた（図5－1）(Takahashi, et al. 2004b)。内側前頭前野と後部上側頭溝、それに側頭極は、いわゆる心の理論の能力に重要な役割を担う脳部位である（Frith & Frith 2003）。特に後部上側頭溝は他人の意図を読み取るのに重要な脳部位であり、内側前頭前野はそれらの情報をもとに自己を省みる能力に関与している（Amodio & Frith 2006; Frith & Frith 2003; Gallagher

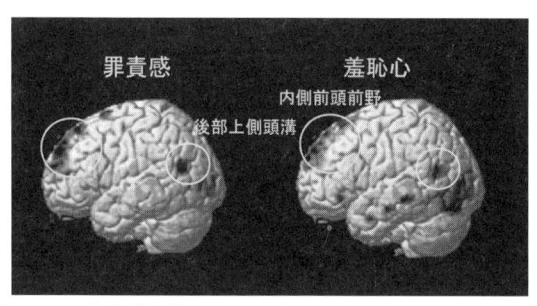

図5-1　罪責感と羞恥心に関連する脳活動（Takahashi 2004b）
（カラー口絵参照）

ニュートラル文章に比べて罪責感と羞恥心の文章を読んでいるときにより強く賦活された脳部位。罪責感と羞恥心に共通して、内側前頭前野と後部上側頭溝の賦活を認めた。羞恥心条件では加えて上側頭溝の前方や側頭極や眼窩前頭野の賦活を認めた。

& Frith 2003; Johnson, et al. 2002）。さらにこれらの脳部位はモラル認知にも深く関わっている（Greene & Haidt 2002; Moll et al. 2005）。

私たちの結果は、罪責感や羞恥心は自己意識情動であるという心理学の概念を世界で初めて脳レベルで示したものと言える。罪責感は良心の呵責という言葉があるように、周りに誰もおらず一人でいる場合でも感じることはある。しかし、羞恥心は穴があったら入りたいという言葉があるように常に他人の前で生じ、より対人関係や状況に依存する複雑な情動と言える。そのためより多くの情報を処理し統合するために罪責感と比べて広範な脳賦活が認められたと考えられる。前頭側頭型認知症（Snowden et al. 2002）、反社会性人格障害（Raine et al. 2000）、自閉症スペクトラム障害（Castelli, et al. 2002）など多くの精神・神経疾患で、内側前頭前野や上側頭溝の器質的あるいは機能的障害が繰り返し報告され、心

の理論の障害やモラルや社会通念に反した行動異常との関連が指摘されている。前頭側頭型認知症は内側前頭前野や側頭溝も含めて前頭葉や側頭葉が中心に萎縮をしてきて、病気の初期には記憶障害よりは逸脱行動（たとえば、高齢者の万引きの背景にはこの病気が存在していることがある）などの社会的行動の異常が目立つタイプの認知症である。前頭側頭型認知症や前頭葉損傷において自己意識情動の障害が報告されてきており（Krajbich et al. 2009; Sturm, et al. 2006）、私たちの健常者のfMRI研究の結果と相補的な関係にある。

誇り（プライド）に関する脳活動

前節で触れたように、誇りは他人が自己を高く評価していると意識することから生じる情動であるためポジティブな自己意識情動と呼ばれる（Tracy & Robins 2004）。誇らしい気持ちは通常、何か好ましいことを達成したときに生じると同時に、社会や個人の向上につながる努力、人助けなどの社会的な行動を促すため、やはりモラル情動の一つと呼ばれることもある（Tracy & Robins 2004）。他人からの評価に値する達成を伴わず、ひとりよがりで傲慢な形の誇りは自己愛性人格障害に認められ、肥大化した自尊心や誇りや躁状態に認められる。また、反対に過度に自尊心が低いのはうつ状態に認められ、通常の精神科診療で日常的に遭遇する病態とも誇りは関係

表5−2　文章刺激のサンプル（喜び・誇り）
(Takahashi 2008)

ニュートラル	私は公園で携帯電話を使った。
	私は寝る前にパジャマに着替えた。
	私はレストランで夕食をした。
喜び	私は宝くじに当たった。
	私は大好きなケーキを食べた。
	私はクリスマスプレゼントをもらった。
誇り	私は首席で大学を卒業した。
	私は学会賞を受賞した。
	私はゴルフ大会で優勝した。

する。そこで私たちは、ポジティブな自己意識情動である誇りとポジティブな基本的情動である喜びに関連する脳活動を比較するため、健常者を対象にfMRIを用いて、これらの情動を感じる文章を読んでいる際の脳活動を測定した（Takahashi et al. 2008）。罪責感や羞恥心の研究と同じように予備調査をした後に、誇りや喜びを惹起する短い文章を読んでいる際の脳活動を測定した。コントロールとしては誇りや喜びの条件と似た構造や単語を使用して、特別な情動を惹起しないニュートラルな文章を提示した。

その文章刺激のサンプルを表5−2に掲げる。ニュートラルな文章に比べて喜びの文章では、ドーパミン投射が豊富で報酬系の一部である腹側線条体により強い賦活を認めた。これは基本的な喜びの文章がお金や食べ物、異性といった報酬や快楽的な内容であったためと思われる（報酬系については本シ

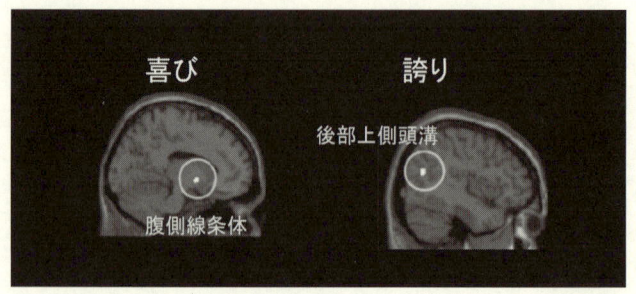

図5-2 誇りと喜びに関連する脳活動（Takahashi 2008）（カラー口絵参照）
ニュートラル文章に比べて誇りや喜びの文章を読んでいるときにより強く賦活された脳部位。喜びの文章を読んでいる条件では腹側線条体罪の賦活を認めた。誇らしい文章を読んでいる条件では後部上側頭溝の賦活を認めた。

リーズ第5巻『報酬を期待する脳』参照）。一方、誇らしい文章を読んでいる際はニュートラルな文章に比べて後部上側頭溝と側頭極においてより強い賦活を認めた（図5-2）(Takahashi et al. 2008)。後部上側頭溝と側頭極は心の理論に関係が強い場所であり、誇りも自己意識情動であるという概念を部分的に支持する所見と考えられた。

心の理論に関係が深いもう一つの部位である内側前頭前野の賦活も予想されたが、fMRIの結果は同部位の賦活は認められなかった。この内側前頭前野が賦活されなかった結果の解釈としてはいくつか考えられるが、ひとつには人間は通常、好ましい結果の責任は自己に帰属させようとし、望ましくない悪い結果の責任は外部に求めようとする自己奉仕バイアスがあげられる（Greenwald & Banaji 1995）。このバイアスは無意識のうちに働くことが私たちの研究を含め多くの研究で報告されている（Takahata et al. 2012）。内側前頭前

野は意識的に自己を省みる際に活動することが知られている（Johnson et al. 2002）。悪い結果が起こった際には、自己を省みて熟考した結果、その悪い結果の責任は自分にあると理解し、その結果、ネガティブな自己意識情動の罪責感や羞恥心が生じると考えられる。好ましい結果が起きたときには、自己を十分に意識的に省みなくても、つまり、内側前頭前野は動員されなくても、その好ましい結果の責任は自分にあると自動的にとらえてしまうため誇りの場合は内側前頭前野の活動は不可欠ではないと考えられた。

おわりに

精神科医として社会的な情動の神経科学的理解をしたいというモチベーションで始めた研究が、文章を読む能力や味わう能力を扱う本巻で紹介できたのは不思議な気持ちである。紹介した研究は10年近く前の研究で、当時は複雑な社会的状況を描写するために文章を提示する方法を採った。このような文章による仮想的な状況でも、ある程度、こちらが意図した情動を認知させ、対応する脳活動を計測することができた。今では、MRIのスキャナーの中と外で通信をして、実際に対人的な状況において脳活動を測定するような研究も増えてきている。それでもなお、実験室の中というコントロールされ、制約のある状況は、日常的に私たちが人と会ったり、物語を読んだ

りする状況とは乖離がある。精神疾患患者の日常的な社会生活をアセスメントするためには、計測方法の簡素化、低コスト化も必要になってくる。しかし、その実現には一方で、緻密で基礎的な研究の成果の積み重ねが不可欠であり、社会脳研究がその橋渡しのプラットホームになることを期待する。

6 読書における文の理解とワーキングメモリ

芋阪満里子

文章を読みながら記憶すること

小説や詩歌、さらには科学書を読むとき、われわれはどのように文を理解するのであろうか？　読んだ内容をすぐに忘れてしまうと、何が書いてあるのか理解できなくなるだろう。したがって、読むという行為は、読んだことばの意味を追いながら、読んだばかりの内容を一時的に記憶とどめておかなければならないことがわかる。

おもしろい小説を読んでいる時には、一時的に記憶するということは気にならないだろう。しかし、小説の中に多くの登場人物や地名がでてくる上に、内容が複雑になってくるとどうだろうか？　多くの登場人物や地名がでてくると、人物や村の名が似ている場合には、「太郎はどの村

の人だったかな？」などと記憶をたどることになる。分からない場合は、前の筋に戻って確認しているうちに、どこまで読んでいたのかわからなくなってしまったりするというもどかしい体験をすることもある。このような場合は、内容の理解もおろそかになり、小説を楽しく味わうどころではなくなってくる。このようなことが起こらないように、われわれの記憶システムにはワーキングメモリ（working memory）という特別な記憶が用意されている。

　ワーキングメモリは、このような文を読むという作業を行いつつ、読んだ内容をしばらくの間だけ憶えておく記憶のはたらきをさしている。ワーキングメモリは文を記憶するだけでなく、ある目標を達成するための行動を起こしたりするときにも必要である。いずれも、共通しているのは必要な情報を心の中に保持しておく脳のはたらきが必要とされるということである。ワーキングメモリに保持されている情報は、課題目標に達するまでの間はいつでも検索が可能な活性化状態になければならない。活性化状態におかれた情報は、次の文の読みと意味的に整合するように逐次に統合（バインディング）されていく。さらに、統合された情報は文脈情報となり、階層構造をなす。読んだ単語や文の意味は長期の記憶システムから検索し、これに推論などのトップダウン的な作用も加わり、文章の理解を促進するのである。

　活性化状態におかれた情報は、いつまでも保持されるのではなく、必要がなくなれば消去され、新たな情報がそれに置き換わってゆく。絶え間ない情報の活性化と更新、そして活性化された情報の統合により、私たちの文章理解は可能となるのである。このように、ワーキングメモリは、

情報を活性化状態において一時的に維持するシステムであり、私たちの日常生活を担い、思考や学習などのさまざまな高次認知機能の基礎を支えるという役割をもっている(苧阪 2002)。

この章では、とくに文の理解におけるワーキングメモリの機能について考えてみたが、1章では読みの初期の情報処理として眼球の移動やその仕組みについて考えてみたが、ここではワーキングメモリという高次認知をもとに、文章を読み、理解する仕組みを見てみたい。

読みの理解にかかわるワーキングメモリを測る

小説の登場人物の名前を検索しているうちに、読んだ内容を忘れてしまうというようなことが生じるのは、ワーキングメモリにきわめて厳しい容量の制約があるためである。多くの登場人物の名や地名などの情報を保持しておくと、ワーキングメモリの処理資源は限界に近づき、余裕ある状況で読み進めることが困難になってくる。すると、読みに時間がかかることになり、また登場人物や地名を取り違えるなどの誤りが生じることになる。このように処理資源が制約を受けたとき、その遂行には個人差が現れてくることが多い(Just & Carpenter 1992; 苧阪 2002)。

このような、ワーキングメモリの制約場面での容量を測定するテストとして開発されたのが、リーディングスパンテスト(reading span test: RST；以下RSTと略す)である。RSTは、文を

107　6 読書における文の理解とワーキングメモリ

読みながらどれほどの情報を活性化できるかを測定するテストである (Daneman & Carpenter 1980)。このテストは、従来の記憶課題で行われてきたランダムな数字をどのくらい多く憶えられるかといった短期記憶の容量を問題にするのではなく、文を読むという行動とともに、文中の特定の単語をどの程度まで記憶できるかを問うテストである。簡単にいうと、文を読み同時にそこに含まれる単語を憶えるような課題は二重課題（dual task）といわれる。文を読みながらその内容をどのくらい理解して憶えておけるかを測定するのがここでいう二重課題である。歩きながら携帯を使うのも二重課題であり、われわれは準並行的に複数のことを遂行することで効率のよい生活を送っているのである。ではRSTとはどのようなものか見てみたい。

図6-1に示すように、RSTは、文を読みながら文中の単語を保持するという二重課題の形式をとるわけで、単語のみを記憶するという、短期記憶のテストとは異なる。

RSTでは、読みの処理と保持の間にトレードオフの関係が想定されている。読む文の数が増すと、それだけ保持しておかなければならない単語の数も多くなる。そうした資源削減状態において、読みと単語の保持がどの程度できるかによって、ワーキングメモリの個人差を測定するのである。RSTで測定されたワーキングメモリの個人差は、高次な認知活動、とくに言語理解にさまざまに影響をおよぼすことが指摘されている (Daneman & Merikle 1996; Just & Carpenter 1992; 苧阪 2000; 苧阪 2002)。

米国のカーネギーメロン大学にいた女性認知心理学者であるデーネマンとカーペンター (1980)

リーディングスパンテスト（RST）

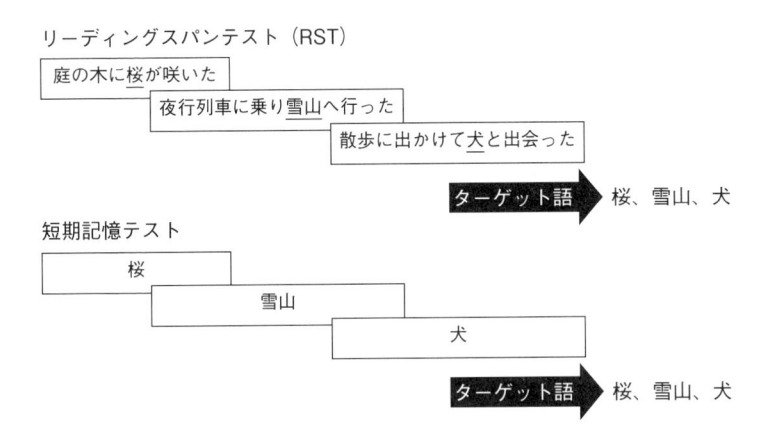

```
庭の木に桜が咲いた
    夜行列車に乗り雪山へ行った
        散歩に出かけて犬と出会った
```
　　　　　　　　　　ターゲット語 ➡ 桜、雪山、犬

短期記憶テスト
```
桜
    雪山
        犬
```
　　　　　　　　　　ターゲット語 ➡ 桜、雪山、犬

図6-1　日本語リーディングスパンテスト（RST）と単語記憶テスト

の実験の結果から、大学生のスパン得点の平均値は約3スパンであることがわかった。スパン値は、3つの独立した文章を読みながら、3単語を記憶しておくことができることを示している。このスパン得点と、米国の大学の標準的言語能力テストであるV−SAT（Verbal-Scholastic Assessment Test）の得点との相関関係を調べてみると、両者の間では有意な相関が認められた。一方、V−SAT得点は、短期記憶の評価値である単語スパン得点との間には有意な相関が認められなかった。英国の認知心理学者であるバッドリーは短期記憶の研究から出発して、記憶と理解を高次な認知で結びつけるワーキングメモリのマルチコンポーネント・モデルを提案している（Baddeley 2012）（図6-2）。図6-2のバッドリーのモデルにおけるサブシステムでいえば、短期記憶はいわば音韻ループのはたらきを測定しているのに対して、RSTの評価値は、中央実行系

109　6　読書における文の理解とワーキングメモリ

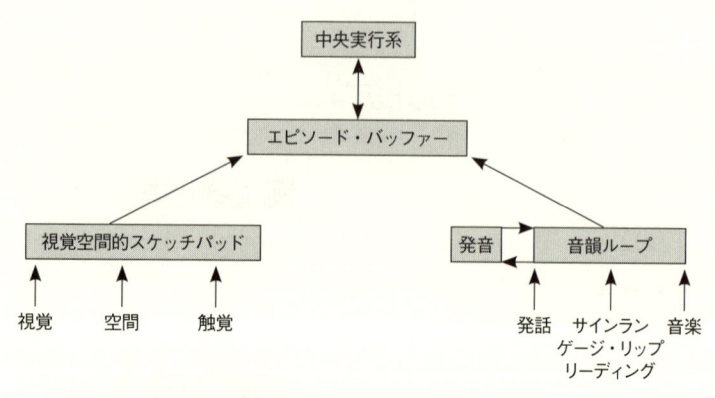

```
                    ┌──────────┐
                    │ 中央実行系 │
                    └────┬─────┘
                         ↕
                 ┌───────────────┐
                 │ エピソード・バッファー │
                 └───┬───────┬───┘
                     ↗       ↖
┌──────────────────┐         ┌────┬──────────┐
│ 視覚空間的スケッチパッド │         │発音│ 音韻ループ │
└──────────────────┘         └────┴──────────┘
    ↑      ↑      ↑              ↑     ↑      ↑
   視覚   空間   触覚            発話  サインラン  音楽
                                     ゲージ・リップ
                                     リーディング
```

図6-2　バッドリーのワーキングメモリのモデル
（スペキュレイティブなモデル）（Baddeley 2012 より一部改変引用）

(central executive) と呼ばれる、注意の制御機能の役割をも同時に測定していると考えられる。

図6-2のモデルでは、従来の短期記憶は、言語的内容はサブシステムの音韻ループ、非言語的内容は視覚空間的スケッチパッドとして表現されている。

そして、ワーキングメモリのはたらきに必要な長期記憶からの参照や検索システムがエピソード・バッファーとして加えられている。中央実行系は音韻ループ、視覚空間的スケッチパッドおよびエピソード・バッファーのサブシステムと長期記憶との情報のやり取りを通して課題遂行を可能にしていると考えられる。文章の理解には、必要な情報に注意を向け、他のものは抑制するといった中央実行系の注意の制御が必要であり、このことがRSTと読解力との相関を高めているものと考えられる。

図6-1に示したように、日本語版のRSTでは、文中の下線が引かれた単語をターゲット語（憶える

べき単語）として用いている（苧阪・苧阪1994）。

英語版RSTでは記憶すべきターゲット語は文末の単語であるが、日本語版RSTでは日本語固有の言語構造に配慮して、文中の下線が引かれた単語をターゲット語として用いている。これは、日本語では文末には動詞がくる場合が多いため、ターゲット語が動詞に偏ることを避けるためであった。さらに、英文では文の重要な内容が文末に位置しやすい"エンドフォーカス"と呼ばれる文構造が多いのに対して、日本語はほとんどエンドフォーカスとならないこともその理由のひとつである。

さて、日本語版RSTを用いて、大学生30名の平均値を測定したところ、3・17スパンとなり、英語版とほぼ同等の値となった。また、日本語版RSTと言語理解との関係を調べたころ、英語版と同様に読解力テストの評価値と相関することがわかった。一方で、ランダムな数字をどの程度記憶できるかという短期記憶を測定するテストのひとつである数字スパンテストの得点は、読解力との相関は認められなかった。

さて、このような有意な相関を導く要因は何であろうか？　RST遂行に必要などのような過程が、文章理解との高い相関を導いているのだろうか。

この問いに対して、文章理解の指標の一つとして、文中の単語をどの程度長い間保持しておくことができるかが調べられている（Daneman & Carpenter 1980）。そこでは、10～12文からなる文章の最後に出現する指示代名詞について、それに対応する名詞を再生する問題がつくられた。

111　6　読書における文の理解とワーキングメモリ

両者の間の文章の数を変化させて、指示代名詞を再生できた割合を測定した。すると、挿入文の数が少ない場合には、RSTのスパン得点が高い人たちと低い人たちとでは再生できる割合に差が認められなかった。しかし、挿入文の数が増えると、RSTのスパン得点が高い人たちは高い再生率を維持できたが、スパン得点が低い人たちは挿入する文章が増加するとともに再生率が低下した。この結果から、両スパン得点群には短期的な記憶容量には差がないものの、挿入文の数が両群の差を導き出していることが推察された。つまり、挿入された文のような妨害に抗して、保持すべき内容をどれほど長く安定して維持できるのかという点で両群が異なることがわかった。

RSTの侵入エラーと注意制御

RSTに参加した人たちが文をすべて読んだ後で再生した単語について、その誤りを調査したところ、いくつかの特徴があることがわかった。その一つが、ターゲット語以外の文中の単語を報告してしまうエラーであり、これを侵入エラー（intrusion error）と呼んでいる。侵入エラーは、ターゲット語ではない情報をうまく抑制できないことから生起するものと推察される。

たとえば、次のような例である。

夏休みになったので、海岸はどこも子どもたちでいっぱいだった。（傍線語はターゲット語）

この文ではターゲット語は、"海岸"である。しかし、"夏休み"や"子ども"を誤って報告してしまう例である。この侵入エラーの数を、RST成績が高い人たちと低い人たちとの間で比較したところ、低い人たちで侵入エラーが多いことがわかった（苧阪 2002）。侵入エラーがなぜ起こるのかを明らかにするため、RSTを実施中の眼球運動を測定して、その時に目がどの単語を長く凝視しているかを測定した。図6−3に5条件での眼球運動の典型例を示す。

文は、「生徒たちは毎日重い辞書を持って学校に通っている」であり、この文中のターゲット語は「学校」である。

図は、文を読みながら、ターゲット語「学校」を記憶しているときに目がどこを主に見ているかを示す。左が高得点群、右が低得点群の眼球運動を示す。高得点群では、記憶すべきターゲット語の「学校」をより長く凝視しているのに対して、低得点群ではターゲット語だけでなく、それ以外の単語を見ている時間も長い結果が得られている（Azuma et al. 2012）。

低得点群の目の動きは、ターゲット以外の単語、たとえば文中に出現する「辞書」という単語にも、長く目を向けていることがわかる。興味深いことには、低得点群の侵入エラーは、これと符合するように、「辞書」が多く報告されている。

ターゲット語「学校」

侵入エラー「辞書」

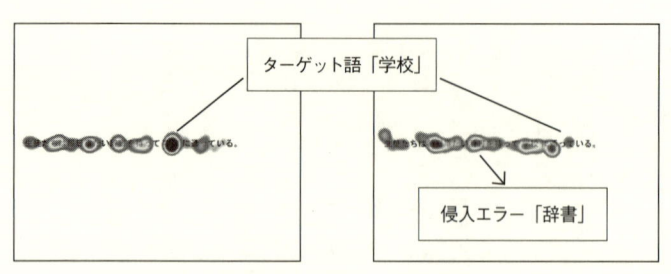

文：生徒たちは毎日重い辞書を持って学校に通っている

図6-3　眼球運動とRST（Azuma et al 2012より引用）（カラー口絵参照）

結果が示すように、低得点群は、注意を向けるべきターゲット語にしっかりと目を向けるのではなく、それ以外の単語にも長く目を向けがちであることがわかる。必要な対象に注意を向けられていないことが、エラーを引き起こしているものと考えられる。低得点群の人たちは、当面の目標に必要な対象に注意を向けることがうまくできずに、そうでない情報にも注意が分散しがちであることが推察される。

このように、侵入エラーが生じるのは、ターゲット語ではない情報をうまく抑制できない、つまり課題遂行に当面必要のない情報を適切に抑制できないことが一因となっていると考えられる。こうした特徴が、彼らの言語理解の差をも導いているのだろうか。

文の理解における抑制機能の重要性は、従来から指摘されてきた（Gernsbacher et al. 1990）。文章理解成績の高低2つの群について、多義語、たとえば、spade（農具の鋤かトランプのスペード）を含む文章を読んでもらった後で、1単語（たとえばace）を見せて、その単語が文意に合致しているかどうかの判

断をさせた。たとえば次のような例である。

He dug with the spade. 彼は鋤で土地を掘った

この後で、プローブ刺激語の（トランプのエース）がこの文の内容に合っているかどうかの判断を行ったのである。

この条件を、多義語を含まない単語が提示される場合と比較した。たとえば、次の文である。

He dug with the shovel. 彼はスコップで土地を掘った

文を読んでから、単語が提示されるまでの時間が100ミリ秒程度の短い場合には、両グループともに、「エース」を関係ないとする場合の反応時間は遅れた。しかし、その時間が1秒に達すると、グループ間の差が明瞭になった。読解力の高い群は、多義語でない場合と変わらなくなったのであるが、低い群では依然として長くかかったのである。低得点群では、自動的に活性化する単語の意味の中でも、文脈に合致しない内容を抑制するのに時間がかかることが示されている（Gernsbacher 1993）。

115　6　読書における文の理解とワーキングメモリ

結果は、文理解が低得点にとどまる読み手では、注意を抑制することがうまく制御されていないことを示しており、彼らが文理解に重要でない情報の抑制ができないことが推察される。

同様の指摘は、RSTと類似した課題でも確認されている (De Beni et al. 1998)。そこでは文の代わりに意味的に関連のない単語を継時的に提示して、RSTと同様に最後の単語を記憶する課題を設定した。その際に、ある特定の単語(たとえば動物の単語)が出現した時には、手で反応するなどして特定単語に注意を向けさせた。すると、注意を向けた単語(動物の単語)の侵入エラーが多くなった。しかもこの傾向は、読解力の成績が低い人たちに顕著であった。彼らは、ひとたび注意を向けた対象を抑制できないようである。

フォーカスと言語理解

このように、文章理解においては、注意を向けた対象から、次の必要な情報へと注意を移行することが必要であることを示している。

筆者らは、RSTにおける注意制御の特徴を明らかにするため、注意の移行と抑制機構について検討を行った (Osaka et al. 2002)。RSTに用いる文について、それぞれの文のフォーカス語(文の理解に中心的な役割を果たす単語)を設定した。フォーカス語は、実験に先立って別の参加

者に、それぞれの文の中で重要な単語を判定させ、70％以上が重要と評定した場合と、そうでない場合について、フォーカス語とした。そして、フォーカス語をターゲット語とした場合と、そうでない場合について、それがRST成績にどのように影響するかを検討した。

評定により得られたフォーカス語を含む文から focused RST（F－RSTと略）と non-focused RST（NF－RSTと略）の2種類のRSTを作成した。図6－4に、F－RSTとNF－RSTの例を示す。

この文でのフォーカス語は、"外食" である。F－RSTは、文のフォーカス語をターゲット語 "外食" とした。一方、NF－RSTは、フォーカス語以外の "給料" をターゲット語とした。F－RSTとNF－RSTはともに、ターゲット語の文内での出現位置は文章ごとにランダムになるようにした。

2種類のRSTの成績は、F－RSTに比較してNF－RSTでは単語の再生率が低下した。前者のスパン得点は、3・67であったが、後者では3・0であった。

日本語版RSTのスパン得点が4・0以上の高得点群とスパン得点が2・0以下の低得点群との間で、2種類のRSTの遂行成績を比較したところ、低得点群が高得点群よりもNF－RSTで成績の低下が顕著であった。

ターゲット語がフォーカス語と一致しないNF－RST条件では、ひとたびフォーカス語に向けた注意のフォーカスを、ターゲット語へと移行させる必要が生じてくる。そのことを裏づける

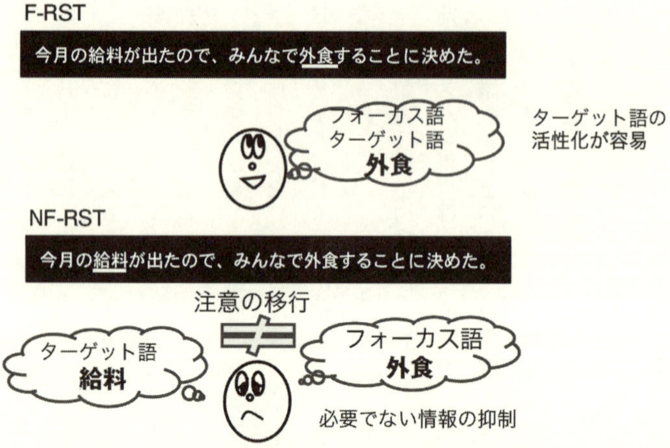

F-RST

今月の給料が出たので、みんなで外食することに決めた。

フォーカス語 ターゲット語 外食

ターゲット語の活性化が容易

NF-RST

今月の給料が出たので、みんなで外食することに決めた。

注意の移行

ターゲット語 給料 ≠ フォーカス語 外食

必要でない情報の抑制

図6－4 フォーカスRST（F-RST）と非フォーカスRST（NF-RST）（Osaka et al 2007 より改変引用）

ように、NF－RST条件では、再生時にターゲット語以外の単語を誤って報告する侵入エラーが増加した。とくに低得点群では、侵入エラーの増加が顕著であった。

また、NF－RST条件での侵入エラーの特徴として、フォーカス語を誤って報告するエラーの出現が目立った。

そこで、NF－RST条件での侵入エラーについて、フォーカス語を誤って再生しているエラー（例文では、"外食"を再生したエラー）とそれ以外のエラー（例文では、たとえば"今月"を再生したエラー）に分類した。その結果、高得点群では、エラーの種類による差が認められなかったが、低得点群ではエラーの種類に差が認められ、フォーカス語の侵入エラーが多いことがわかった。

この結果は、低得点群は注意のフォーカスの

移行がスムーズにできないことを示唆しているようだ。低得点群がNF-RSTで抑制できないのは、フォーカス語、すなわち文の理解に重要な情報の抑制にとくに困難を感じていることを示している。

このように低得点群は、ひとたび注意を向けた対象への抑制が難しいようである。そのため、次の対象へとスムーズに注意を向けることが困難になるものと考えられる。

RSTの成績が低得点にとどまるのは、このような課題遂行に当面必要のない情報を適切に抑制できないことが一因となっていると考えられる。

こうしたフォーカスに注意を向けることや、新たな情報に注意を移行することは、ワーキングメモリの中央実行系により制御されていると考えられる。中央実行系における注意制御の役割は重要であるが、なかでも抑制機能は重要であると考えられる（Conway & Engle 1994; Engle et al. 1995; May et al. 1999）。

注意のフォーカスの形成と移行は、そのまま、文章の読みの過程にあてはまると考えられる。文章理解には、注意を特定の対象に向けるとともに、それを適宜移行させることが重要である。読み手は逐次的に目で追っている単語の意味を絶えず活性化するとともに、その語が文の理解に重要かどうかの判断を行っていると考えられる。特定の単語が文理解に重要な情報であると判断すると、それを中心として心的な表象を作る。理解に重要なフォーカスを中心として、それに必要な情報のみを選択的に取得することにより、すべての情報を並列的に活性化させるよりも、効

率的処理が可能となると考えられる。このように、読みの情報処理には、注意のフォーカスと抑制制御が重要であると考えられる。

言語理解の脳内機構

ここまで紹介したように、言語理解にはワーキングメモリのはたらきが重要である。次に、そのはたらきを支える脳の仕組みを見てみたい。とくに、RSTやその聴覚版であるリスニングスパンテスト（Listening span test, LST：以下LSTと略）を実施中に脳の中でどのような処理が行われているのかを、脳画像を撮像した結果について紹介する。

筆者らは、RSTやLSTを用いて、個人差の視点から中央実行系の脳内機構を探ってみた（Osaka et al. 2003; Osaka et al. 2004）。

LSTでは、文を聴いてその文の意味的な正誤判断をするとともに、先頭の単語を保持しなければならない。その条件と比較するために、単語を記憶するだけの単語記憶条件と、文を聴いてその正誤判断をするだけの条件を設定して実験をおこなった。また、RSTの高得点群と低得点群は、言語理解にも差が認められているので、彼らの脳画像の特徴を比較した。

行動データでは、単語を記憶するだけの条件と、文を読んでその意味的な正誤判断をする条件

では、両群間の正答率に差異は認められなかった。しかし、LST条件では単語の再生率が高得点群が低得点群よりも高かった。

fMRI（機能的磁気共鳴画像法）を用いて脳活動を測定したところ、単語を聴いて記憶している条件では、側頭葉の活動増強が認められたが、前頭葉の活動増強が認められなかった。側頭葉の活動増強は、聴覚領域の近辺であり、しかも単語の意味理解が引き起こす感覚性言語領域の活動増強の結果であると解釈される。また、側頭葉の活動増強は、両側にわたっていて、単語を記憶するには、両側の活動を伴うことがわかる。

さらに、側頭領域の後部から頭頂下部にかけての領域においても活動が認められた。この領域は縁上回に近く、単語の保持機能にかかわる領域である。この領域の活動は、音韻ループのなかでも音韻の保持に関わる音韻ストア（phonological store）の機能を反映しているものと考えられる。

文を聴いて、その意味的正誤判断をしている条件では、側頭葉の活動とともに、前頭葉の活動増強が認められた。文を読んで意味の判断をすることは、前頭葉の活動を伴うことがわかる。これは、言語情報処理に必要な、情報を符号化しつつ内容を逐次記憶していくワーキングメモリの処理が引き起こしているものと思われる。しかし、ここでは、一文ごとに意味の判断をすればよいのである。前の文を記憶する必要次の文に進めばまた同じように聴いて意味の判断をすればよいのである。したがって、ワーキングメモリの負荷は比較的少ないと考えられる。

121　6　読書における文の理解とワーキングメモリ

前頭前野の活動は、LST条件で強い増強が認められた。活動増強の領域は、前頭前野の外側面の背外側前頭前野（dorsolateral prefrontal cortec：DLPFC）に顕著であった。LST条件では、文の意味を理解して記憶するだけでなく、それぞれの文の先頭の単語を記憶しなければならない。つまり、単語を記憶しながら、文の意味理解をするという、処理と保持の二重課題が要求されるのである。こうした二重課題への対処には中央実行系の制御が必要である。

この結果は、二重課題時に、背外側前頭前野（DLPFC）の活動増強が認められた結果と一致する（D'Esposito et al. 1995）。また、数字の短期記憶課題で、記憶する数字の数が増えて、短期記憶の容量（Cowan 2000）を超えて中央実行系のはたらきが必要になった時に、DLPFCの活動増強が認められた結果とも符合する（Rypma et al. 1999）。

グループ間の差

LST条件での活動増強の程度は、グループ間でも異なった。LST条件では、文を読むだけの条件に比較して、DLPFCと内側面の前部帯状回（anterior cingulate cortec：ACC）の活動が増強したが、その活動増強は高得点群の方が顕著であることがわかった。

図6-5は、LST条件の高得点群（上図）と低得点群（下図）の脳の活動を示している。右

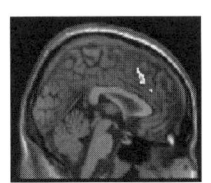

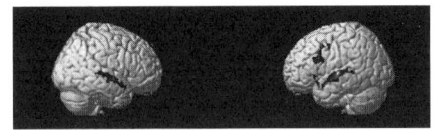

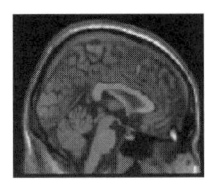

図6-5 高低得点群のリスニングスパン（LST）条件下でのfMRI画像
（Osaka et al. 2003より改変引用）（カラー口絵参照）

図は内側面、左図の左右にはそれぞれ外側面の右半球と左半球の活動を示している。

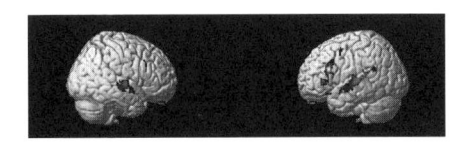

左半球の前頭前野のDLPFCの活動は、両群ともに活動が認められるが、特に高得点群で強い活動が認められる。また、内側面のACCの活動は、高得点群では認められるものの、低得点群ではほとんど認められない。

さらにLST条件と聴き取り条件の信号変化率を算出したところ、聴き取り条件に比較して、LSTでは信号変化率の上昇が認められた。この信号の増強は、DLPFCとACCの両領域に認められたが、いずれも高得点群の増強が顕著であった。さらに、DLPFCとACCの両領域におけるfMRI信号の時間的変化の相関係数を求めたところ、高得点群の相関が低得点群に比較して高かった。スパンタスクを遂行中の脳活動は、RST課題でも測定した（Osaka et al. 2004）。そこでは、RST

123　6　読書における文の理解とワーキングメモリ

と比較するために文を読んで正誤判断するだけの読み条件を設定した。RST条件では、文を読みながら単語が正確に保持されているかを、文の提示後にターゲット単語が再認できるかどうかにより確認した。

その結果、行動データからは、単語の再認率は高得点群が低得点群よりも高かった。脳活動は、RST条件ではACCとDLPFCで脳の活動増強が認められた。また、LST条件と同様に、ACCとDLPFCの活動の増強は、低得点群に比較して高得点群で顕著であった。さらに、ACCとDLPFCの2つの領域間の信号の相関を算出したところ、相関係数は高得点群が低得点群より高く、両領域の機能的結合性が、高得点群で高いことがわかった。このようにモダリティの異なるRSTでも、結果はLSTと同様であった。

DLPFCとACCの信号変化の相関係数が高得点群と低得点群で異なることは、他のスパンタスクを用いた検討からも検証されている。計算課題を用いたオペレーション課題 (Operation task; OST; Turner & Engle 1989) や、空間スパン課題 (spatial span test; SST; Shah & Miyake 1996) の遂行時に、高得点群と低得点群の相関係数を比較したところ、DLPFCとACCとのネットワーク強度は、高得点群が低得点群よりも強いことを示す結果が得られた (Kondo et al. 2004a; Kondo et al. 2004b)。

ACCは、認知的葛藤を「モニター」するなど、その信号をDLPFCに伝達することにより課題対処の微調整を行なっていると考えられている (MacDonald et al. 2000)。スパンタスクにお

124

いても、このようなACCのはたらきが要求され、ACCとDLPFCの機能がスムーズに調整を図ることができる高得点群において、遂行成績が向上したものと考えられる。

注意のフォーカスの脳内機構の探索

先に低得点群は、注意の移行と抑制制御に困難を示すことを紹介した。それでは、このような結果を導くのは、脳のどのような特徴によるのであろうか。注意のフォーカスの移行と抑制制御について、脳内機構の探索を行なった(Osaka et al. 2007)。

fMRIの測定はF-RSTとNF-RSTの2条件で行われ、RST条件と比較するために文を読むだけのREAD条件も設定した。ここでも、高得点群と低得点群の群間の脳活動を比較した。RST条件、READ条件はいずれも5文が続けて提示された。RST条件では5文を読んだ後で、ターゲット語の再認が行なわれた。fMRI測定は、文を読んで単語を記憶している時と、ターゲット単語の再認を行っている時との、それぞれの2つの区間ごとに行なわれた。RST条件の2つの区間のfMRI画像には、ともにDLPFCとACCに活動が認められた。

さらに、文を読みながら単語を記憶している時には、左半球の上頭頂小葉 (superior parietal lobule: SPL) の活動増強が認められた。左半球のSPLの活動増強は、F-RST条件に比較し

てNF-RST条件では一層強まった。しかも、SPLの活動増強にはグループにより差が認められた。図6-6に、F-RSTとNF-RSTのそれぞれの条件におけるSPLの活動を示す。NF-RST条件では左半球のSPLの活動増強が認められ、しかもこの活動増強は低得点群に比較して高得点群に顕著であることがわかる。

ここで、両条件での注意の制御機構について考えてみたい。F-RST条件では、注意のフォーカスが保持すべきターゲット語と一致している。そこで、フォーカスが向けられたターゲット語のフォーカスがそのままターゲット語に向けられる。注意のフォーカスが向けられたターゲット語は、強固な心的表象となり、再認の段階でも維持される。そこで、再認時に他の単語が妨害刺激として出現しても、それにまどわされることはほとんどない。

しかし、NF-RST条件では、注意のフォーカスがひとたび文のフォーカス語（外食）に向けられたとしても、記憶すべきターゲット語はそれとは異なる単語（給料）である。RSTの課題目標は、あくまでターゲット語を再認することであるので、実験参加者はフォーカス語に向けられた注意をターゲット語（給料）に移行させねばならない。この移行がうまくいかないと、再認時にたちまち2つの単語の間で葛藤を起こすことになる。SPLの活動増強は、この時の注意の移行を反映しているようである。

一方、単語を再認する区間では、SPLの活動にはグループ間の差異が認められなかった。そ

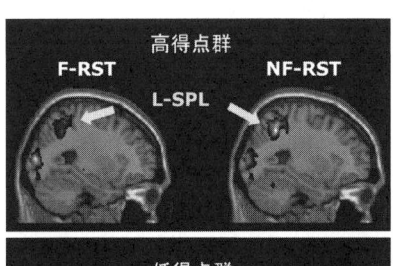

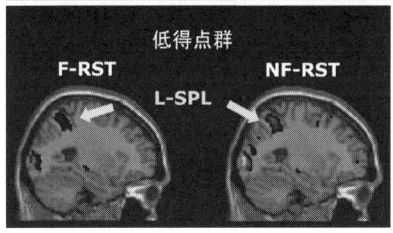

図6-6 フォーカスRST（F-RST）と非フォーカスRST（NF-RST）条件下でのfMRI画像（苧阪 2006より引用）（カラー口絵参照）

れに対して、ACCの活動が低得点群で高まりを見せた。ACCの活動はF－RSTよりもNF－RST条件で増強した。

このようなNF－RST条件での再認時において認められたACCの活動増強は、低得点群の参加者が2つの単語間で葛藤を引き起こしていることをうかがわせる。この時の葛藤は、あたかもストループ課題のように、抑制すべき単語の意味が自動的に活性化しているのと似ている。

葛藤を裏づけるように、低得点群では、侵入エラーが増加した。しかも彼等が再認した侵入エラーは、フォーカス語を誤再認する頻度が高かった。結果は、低得点群が注意のフォーカスをスムーズに移行できなくて、一度フォーカスを向けた対象の心的表象をそのまま引きずっていることをうかがわせる（苧

6 読書における文の理解とワーキングメモリ

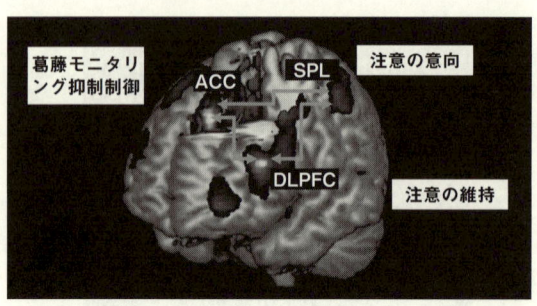

図6−7　中央実行系の脳内機構（SPL, DLPFC と ACC〈内側面〉の位置）
（カラー口絵参照）

阪 2008）。

SPLのはたらきが適切であれば、課題目標に必要な情報に注意が移行することが可能となる。ひとたび注意を向ける対象が定まれば、それに注意の焦点を向け、そこに注意を維持するはたらきをDLPFCが担うことになる。これを支持するように、高得点群では再認時にACC増強は認められず、DLPFCの活動増強が認められた。

以上のように、RSTの遂行には、注意の制御が重要であることが確認された。そこでは、課題目標に対して注意のフォーカスを向け、さらに新たな対象にフォーカスを移行しつつ、不必要となったフォーカスを適宜抑制することが重要である。

図6−7に、ワーキングメモリの中央実行系の注意の制御を示す。中央実行系の注意の制御は、ここに示した3領域を中心としたネットワークを基盤として成立しているものと考えられる。そこでは、SPL、ACC、DLPFCのネットワークがうまく協働することが重要である。

DLPFCは、記憶すべき対象に向けて注意を維持すること、ACCは記憶すべき対象とそうでない対象がある時にそれをキャッチして不必要な情報を抑制するときに役立つと考えられる。SPLは、記憶すべき対象に注意を移行する役割を担っている。これらの領域が中心となり、中央実行系の制御を可能としていると考えられる。

言語理解でも同様に必要な情報に注意を向け、それ以外の情報を抑制する必要がある。このような注意の移行と抑制制御は、SPL、ACCとDLPFCのネットワークを駆動させることにより対処するものと思われる。さらに、課題遂行をモニターしながら、適切な方略の採用なども試みる必要がある。こうした場目の認知もDLPFCを中心とした領域間の連携により可能となるものと考えられる。

情動とワーキングメモリ

ここまで、言語の理解過程に必要なワーキングメモリのはたらきについて、述べてきた。知情意で分ければ、主に知の過程を注意の制御を中心に見てきた。次に情動の影響について考えてみたい。文章を読んで、文の理解とともに、読んだ内容を主人公とともに共感し、楽しいと感じる時もあれば、反対に怒りの感情がこみあげてくることもあるだろう。小説や詩歌を読む楽しみは

5章や次の7章でも見るように、この情動のはたらきによることも多い。このような情動の喚起が行動にかかわることは、誰もが経験することである。ここでは、情動が高次認知機能に及ぼす影響について考えたみたい。情動的にポジティヴな内容は読んでいて楽しいと感じることが多く、また、読みの理解を促進する。また、怒りや悲しみといった情動をともなう出来事は行動の妨げになる一方で、長く保持されてしまうことがある。

情動を伴う出来事は、そうでない出来事より想起されやすいことは、単語や文章、写真などを用いた実験により検証されている。同様に情動がワーキングメモリの遂行にも影響することが知られている。ワーキングメモリの中央実行系が、"うれしさ"や"怒り"、"かなしみ"などの情動の修飾を受けることが考えられるのである (Ochsner 2000)。

また、情動的に覚醒度の高い項目は、そうでない項目よりも鮮明に再生されることも知られている (Doerksen & Shimamura 2001; Kensinger & Corkin 2003)。

中央実行系は注意の制御系として言語理解の場面においても重要な役割を担う一方で、情動にも影響される可能性は十分に予想される。そこで、中央実行系の制御機構にかかわる情動の影響について、脳の神経基盤をもとに考えてみた。

ここまで紹介したRSTでは、用いられている文には情動の影響をできるだけ受けない文を選択してきた。しかし、ここでは、反対にRSTに用いる文に、情動を引き起こす文を導入してみることで、ワーキングメモリに情動がどのように影響するのかを調べた。用いた文の例を次に示

ポジティヴ情動を生みだすRST：
田舎の母からダンボール箱一杯の野菜が送られてきた。

ネガティヴ情動を生みだすRST：
心ない噂により、その町の産業は大打撃を受けた。

統制RST条件：
その資料館では、現在貴重な書籍を展示している。

（傍線語はターゲット語）

情動喚起する文を読んでその情動の影響を調べるため、記憶する単語は、特別に情動の影響を受けない単語とした。たとえば、ポジティヴ条件では、記憶すべきターゲット語は"野菜"である。野菜という単語自体は、情動的には、ポジティヴでもなくネガティヴでもない。しかし、文は、母親から箱一杯の野菜を送ってもらったうれしさがポジティヴ情動となる。情動喚起する文は、事前調査でのポジティヴかネガティヴかの評定結果にもとづいている。いずれも覚醒度は一定にした。

3種類のRSTの測定結果から、その正答率を比べてみた。すると、文が引き起こす情動の影

響により、RSTの成績が変化することがわかった。ポジティヴ文を用いたRSTでは、統制RSTに比較して成績が高くなる結果が得られる一方、ネガティヴ文を用いたRSTでは、成績が低くなった。憶えるターゲット単語は、情動の影響が少ないニュートラルな単語を選択しているので、実験の参加者が単語を記憶することにのみ専念しようとするならば、情動の影響は受けないようにすることもできたかもしれない。しかし、多くの人たちが情動の影響を受けて、その課題遂行が変化していることがわかる。

情動RST実施中の脳活動

このような情動を含むRSTを遂行中には、脳のはたらきはどのように異なっているのだろうか。そこで、情動RSTを実施中の脳活動の様子をfMRIを用いて測定した (Osaka et al. 2013)。

情動RSTのそれぞれの条件では、RSTを実施中の脳活動のところで紹介したのと同様に前頭領域のDLPFCとACC、頭頂領域のSPLの活動増強が認められた。ポジティヴRSTに特有の活動領域を調べるため、ポジティヴRSTの脳画像と統制RSTの脳画像との差を測定した。また、5つの文章を読んだ後で、ターゲット単語の再認を実施している時の脳活動について

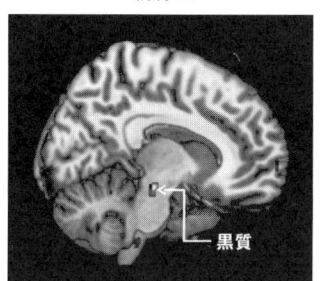

ポジティブRST　　　　　　　ポジティブ再認
> 統制RST　　　　　　　　> 統制再認

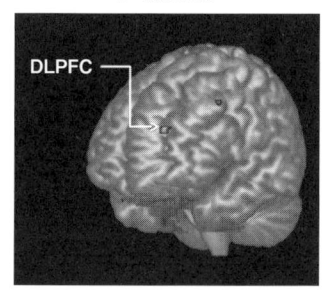

DLPFC

黒質

図6-8　ポジティヴRSTの符号化時のfMRI脳画像
（Osaka et al. 2013より引用）（カラー口絵参照）

も同様の差を測定した。

図6-8の左は、符号化時の活動領域を、右図は再認時の活動領域を示す。文を読んで単語を記憶する符号化の段階では、ポジティヴ文を読んでいる時には、黒質の活動が認められた。また、再認時には、前頭前野の活動が認められた。

黒質が活性化するとドーパミンが放出され、神経伝達が活性化することが知られている。このドーパミンの作用により、RSTの遂行を促進したことが推察される。そのことを裏づけるように、再認している時には、ワーキングメモリの注意の保持にかかわるDLPFC領域が活性化しているのがわかる。このように、ポジティヴ感情は、脳の報酬に関わる領域の活動を高め、それがワーキングメモリの実行系機能のはたらきを促進したものと考えられる。ポジティヴ情動はユーモアのあるマンガを読んだときにも喚起されることが示されている（Osaka et al. 2014）。

ネガティヴRST　　　　　　ネガティヴ再認
＞統制RST　　　　　　　　＞統制再認

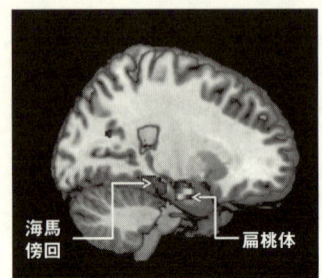

海馬傍回　　　扁桃体　　　　　　　　　扁桃体

図6-9　ネガティヴＲＳＴの符号化時のfMRI脳画像
(Osaka et al. 2013より引用)（カラー口絵参照）

ネガティヴRSTについても、符号化時を統制条件と比較してみた。さらに再認時についても比較した。図6-9に符号化時（左図）と再認時（右図）の活動が増強した領域を示す。符号化時には、右半球の扁桃体の活動の増強が認められた。また、扁桃体の活動とともに、海馬の領域の活動も活発化しているのが確認された。また、再認時にも、扁桃体の活動が確認できる。

扁桃体は、恐怖や、怒りなどの情動の影響をうけ、活動が増強することが知られている。ネガティヴな文には、怒りを感じさせる内容が盛り込まれているが、それがこのような扁桃体の活動を引き起こしているものと推察される。

興味深いことには、参加者に実験で読んだ文章の感想を尋ねたところ、多くの人たちがネガティヴな文が選ばれていることに気づいていなかった。RSTでは、単語を記憶することが最終目標であるので、参加者の多くが文章を読みながらではあるが、単語を記憶することに注

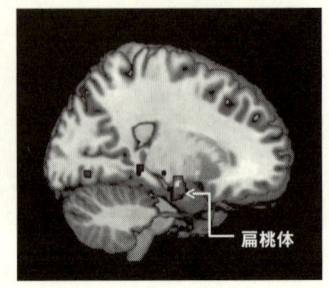

134

意を向けていたものと思われる。特に5文条件という、最も難しい課題設定をしていたために、単語を記憶することに注意を向けざるを得なかったものと推察される。

文に情動の内容が含まれていたことに気づいていないにもかかわらず、このように扁桃体の活動が活性化することは興味深い。扁桃体の活動は、恐怖や危険を察知する役割を担っているが、意識しないにもかかわらずその活動が高まるのかもしれない。もし遂行を重視するならば、文のネガティヴな内容を抑制して、単語の記憶に専念することもできたであろう。ネガティヴな情報は、抑制が困難であるのかもしれない。また、意識していないにも関わらず影響を及ぼすこともと考えられる。

さらに、再認時にも扁桃体の活動増強が認められたことは、参加者の多くが再認時にもネガティヴ文の影響を受けていることを物語っているようである。というのは、再認時に提示される単語はすべて情動の影響が少ない単語であり、ネガティヴ情動の影響は少ないはずである。にもかかわらず、単語を思い出そうとした時に、扁桃体の活動が認められるのは、単語がネガティヴ文の内容を再現したものと考えられる。

また、ネガティヴ文の符号化時には、扁桃体の活動増強とともに、海馬の活動増強も確認された。海馬は、記憶の生成には重要な役割を果たす領域であり、海馬の活動増強が、扁桃体の活動と相乗してネガティヴ文の内容を再認時にまで影響を及ぼしたものと推察される。

海馬の活動はネガティヴRSTだけでなく統制RSTでも必要なため、相殺されることが予測

されていた。それにもかかわらず海馬傍回領域の活動増強が認められたことから、恐怖や怒りなどを引き起こす刺激に対しては、その影響が記憶に残りやすいものと考えられる。

おわりに

ここで紹介したように、文章を読む過程では、内容を理解するのに必要な内容を、いつでも取り出して参照できるように保持できていることが重要である。ワーキングメモリは、このような場面で、必要な情報を絶えず参照できるように活性化しておくはたらきを担っている。ワーキングメモリには、多くの情報が記憶できるということが必要ではなく、理解に必要な情報を選択して、それを維持できることが重要である。

このためには、本章の中で紹介したように、重要な情報に注意を焦点化することが大切である。しかし、ワーキングメモリの容量には制限があるため、多くの情報を長くとどめておくことは難しく、不必要な情報は適切に抑制することが必要となる。読書には、このような、注意の焦点化と抑制が求められているのである。

こうした過程を担う脳の機能も解明されつつある。ここでは、SPL、ACC、DLPFCの3領域の働きを紹介したが、その他の領域との相互作用も重要であろう。

最後に紹介したように、情動的にポジティヴな文章は、神経伝達物質の働きを促して、ワーキングメモリの働きを高めることもわかった。そこで、読書をとおして、理解力を高めるとともにポジティヴ情動を高めることにより、ワーキングメモリの健全な維持が可能となるものと考える。

7 オノマトペ表現を愉しむ脳

苧阪直行

はじめに

 本巻で「神経文学」と編者が呼ぶ社会脳の新領域の目的は、私たちが小説や詩歌を読むことがなぜ楽しいのか？ あるいはなぜ読書には、喜怒哀楽の感情が伴うのか？ という疑問に社会脳からの答えを探ることである。ヒトはなぜ文字が読めるようになったのか、という問いについては、2章と3章でみたようにデハーネらのグループ（Cohen et al. 2000）が提案した視覚語形領域（VWFA）のような領域が、物体認識回路のニューロンのリサイクリングの結果もたらされたと考えることで、論争はあるものの理解はできる。読字の神経機構は、いわば文字の発明と文化の進展とともに生まれてきたものといえる。そして、文章を読んだときに、その内容が理解でき

るようになるには、6章でみたように、ワーキングメモリ、注意の実行系などのより高次な脳のはたらきが必要だ。ワーキングメモリはすぐに利用できる情報を一時的に心の黒板に書き留めておくはたらきをもつ点で読みに必須であるといえる。一方、5章や6章でみたように、文章を読み、その内容を理解することで、固有の感情が喚起されることもわかってきた。読者は読書に伴う感情を他者である登場人物と分かち合うことで、あるいは一体化することで、小説や詩歌を楽しんでいる。読書している間、私たちは自分とは違う感じ方、あるいは異なる文化に生きる主人公の世界に入り込むことができる。本章では、小説を読む楽しさの一つの要素となる、オノマトペ（擬音語・擬態語）が喚起する情動を通して、喜怒哀楽の脳内メカニズムの一端を考えてみたい。

5章でも示されたように、文章を読み、他者の心を推しはかる能力は、物語の登場人物に感情移入したり、ストーリーの展開を予測する能力でもある。自己意識情動をもたらす社会脳を理解することは、登場人物の内的状態を知る神経基盤の理解にもつながる、という意味で自己の他者化や他者の自己化、さらには心の理論の脳内表現の検討にもつながるのだ。小説を読んで他者の心を想像する力を養うことも重要だ。短い文章を読んで、その内容が社会的ルールや社会通念から逸脱していると感じられると、内側前頭前野（MPFC）、側頭極や眼窩前頭皮質の活性化を招き、羞恥心や罪責感などを生むことから、これらは社会性の情動とかかわると考えられている。また、誇りや喜びを引き起こす文章を読んでいるときの脳活動では、前者では後部上側頭溝と側

頭極に、後者ではドーパミン投射とかかわる報酬系の一部である腹側線条体に活性化が認められている（5章参照）。6章ではワーキングメモリを通して、読むことと理解することと情動のかかわりを、やはり短い文章の認知を通して考えた。

オノマトペの役割と起源

この章では、文章をさらに単語レベルに置き換えて考えてみたい。用いる単語はオーソドックスな意味での言語ではなく、感性語と呼ばれる一群の感覚や情動のことばである。日本語では擬音語や擬態語のカテゴリーに入り、一括してオノマトペと呼ばれている。オノマトペ（オノマトポエイア onomatopoeia）の語源はギリシャ語（オノマは名前、ポエイアは創る）に由来し、名前を創るつまり造語するという意味がある。オノマトペは擬音語に近く、音声的模倣を意味することばとされ、一方、同じギリシャ語のミメーシス（mimesis）は擬態語の意味に近く、芸術的創造と深くかかわるとされてきた。ミメーシスは、芸術の目標である現実の再現のための模倣であるとされ、英語の mimic（まねる）の語源となっている。

本章では、擬音語・擬態語の両方を含めて、オノマトペと呼び、必要に応じて擬音語や擬態語と呼びたい。オノマトペは言語の発生や獲得と密接に関連しているようだ。オノマトペのはたら

141 7 オノマトペ表現を愉しむ脳

きには、幼児がことばを獲得する前に使う喃語のレベル、日常的な感性語のレベルから、さらに新たなことばを作り出すような創造的レベルまで大きな幅がある。カッシーラー (1923) の言語論を引きながら、矢田部 (1949) は言語の表現機能は絵画的表現、比喩的表現および記述的表現の3つの様式をとるという。たとえば、「彼女は英語をペラペラしゃべる」は絵画的表現 (状態を活写)、「彼女の英語は立て板に水だ」は比喩的表現 (…のようだ、と別の表現で喩える)、さらに「彼女は英語を早く巧みに話す」は記述的表現 (形容動詞や形容詞で修飾) に対応するという。

そして、言語獲得期の児童は絵画的表現としてオノマトペを多用することを指摘し、比喩や記述表現を獲得する基盤としてオノマトペを位置づけている。つまり、フォーマルな記述的言語の獲得に向けての準備期間としてオノマトペがあるという考えである。佐久間 (1939) も言語獲得に先行して音声による情意の表出の時期があるという考えを示している。比喩理解は読字のプロセスでも高次レベルに位置すると考えられ、側頭と頭頂の境界領域 (下頭頂小葉近傍) の角回のはたらきが関与するといわれる (Ramachandran 2011)。

リズミカルで身体的躍動感を伴うオノマトペは、ものまねの感性言語でもある。したがって、そのはたらきは幼児から学齢期にかけての記述的言語の獲得を、まね (mimic) を通して身につける鏡のような役割を演じている。その意味でミラーニューロンのはたらきと似ているかもしれない。ちなみに、ミラーニューロンはものまねニューロン (システム) ともいわれ、他者の意図的な行動を観察する時に、同様の行動を内的にシミュレートするような一群のニューロンをさす。

オノマトペが他者を含めた外界の運動の活写表現であることが多いことから、ものまねが、幼児の言語表現の芽を育てる役割を果たしていることは十分にあり得ることである。幼児の言語獲得の第一歩がオノマトペであることも、ものまねがすべてのことばや行為の源泉であることを暗示している。オノマトペがフォーマルな言語の獲得の基盤になることが確認できれば、言語の起源ともかかわることになろう。

さて、ミラーニューロンと発話はどうつながるのであろうか？　ワーキングメモリの研究では、下部頭頂小葉に近い縁上回がことばの音韻を一時的に保持する音韻ストアを形成するという。それがブローカ野と連携して音韻リハーサルを形成することが発話に発展するといわれる。この連携のループが、母親のことばを聞いて、それをまねして繰り返して発話する行為を導くのである。その意味で、感性やクオリアを表現するオノマトペが言語の起源であり、言語を制御する社会脳の生みの親であると考えることもできる。

オノマトペの原義が名を創るというギリシャ語に由来するということは非常に重要である。たとえば、まだ成熟した言語をもたない2歳7ヵ月の幼児がワンワンやブーブーという擬音語で犬や車を示したり、母親が風呂場をタワシでこすって洗っているのを見て、それをしたいと要求する時にゴシゴシといったりするのも（福田 1999）名を創り、そこに志向的行為の欲求を反映させる助けになっているのだ。

オノマトペは助詞「と」を伴うことで、動詞の意味を限定することが多い。たとえば、「雷が

ピカッと光り、雨がザーと降ってきた」などは「雷が光り、雨が降ってきた」と比べて情感豊かであり、聴覚と視覚のクロスした情景が目に浮かぶようだ。このような環境の認識を豊かに表現する場合もあれば、一方では、身体の内的状態を的確に表現い状態では「ヒリヒリ」と「ズキズキ」では痛さの量（程度）が異なる上に（前者は少し痛い、後者はとても痛い）、質も異なる。質については、前者が皮膚の表面の痛みだとすると、後者は深部の痛みということになる。つまり、この2つの痛みの擬態語は、痛みの程度を表す「程度の副詞」の役割と、「質を表す副詞」の両方の役割を果たしている。このような、微妙な感覚質を端的な表現で明示できることから、オノマトペをクオリアのことばと呼んでもよいだろう。

感覚とオノマトペ

言語学者ソシュールも述べるように、ことばの意味と語音との間はある定まった結びつきは認められないが、同じことばでも、オノマトペでは両者の間に結びつきが認められることが多い (Sapir 1929)。文章の特定の単語は、その前の単語によって確率的に決まるというような考え方に対して、言語学者チョムスキーは「無色の緑の考えは荒れ狂いながら眠る」などといった通常の考えでは、意味のない例をもちだして反論を加える。無色の緑という可能性は普通の文ではな

いのだが、文法的には可能だというのだ (Lehrer 2007)。オノマトペの五感へのかかわり方といった側面でも、語音と意味の間で少し似たことが起こる。感覚表現に由来する感性語であるため、オノマトペには、視聴覚に加えて嗅味触覚（皮膚感覚を含む）の基本五感覚に由来するものが多く含まれている。オノマトペがヒトの感覚からきていると考えるのは自然なことである。したがって、オノマトペとは何かを考えるとき、五感をもとにして考える必要がある。日本語のオノマトペを五感にわけて分類すると、聴覚由来の擬音語と視覚および触覚（皮膚感覚や痛み感覚を含む）由来の擬態語が三者でそれぞれ3割を占め、味覚と嗅覚は数例を数えるだけであった（苧阪 1999）。これは日本人が触覚を基盤にする擬態語がとくに多いという事実は特筆に値する。触覚や皮膚感覚などに感受性が鋭いこと、さらに触覚的感性が日本分化の感性の基底にあることを示唆しているものと受け取ることができる。

オノマトペは広い意味で比喩のはたらきをもっている。5つの基本感覚がクロスモーダルな形ではたらくケースもある。クロスモーダルとは、複数の感性体験が一部共有される共感覚 (synaesthesia) 的な様相をさし (Williams 1976)、比喩表現には共感覚的表現がよく用いられる。たとえば、「やわらかな味」という場合、やわらかいという アクティブ・タッチの触覚表現が味覚を修飾しており（触 → 味）、同様に「甘い香り（味 → 嗅）」や「甘い声（味 → 聴）」なども一定の方向性をもつという条件付きで文の修飾関係にある。オノマトペについても、たとえば「キラキラした味（視 → 味）」には難があるが、「ザラザラした音（触 → 聴）」や「ザラザラした色

調」、さらに「ザラザラした心」なども受け入れられる文学的表現であろう。18世紀初頭にバークレイ (Berkeley 1709) は『視覚新論』のなかで触覚的認識を視覚的認識の基底におき、「可触 (tangible)」的なものを可視的 (visible) なものに優先させたが、触覚の優位性はヒトの身体保持の感覚 (sense of ownership)（本シリーズ第6巻参照）とも深くかかわると思われる。

オノマトペの感覚照応

小説や詩歌を味わう場合、感覚照応の効果を愉しむことも多い。感覚照応とは複数の感覚のことばの間に相互作用つまり照応関係があることをいい、比喩の基礎ともなっている。たとえば、強い光、高い周波数の音、鋭い触覚、砂糖の甘さなどはすべて「明るい」という視覚属性と照応関係にあるといわれる (Boernstein 1936)。日本語ではオノマトペが、母音や子音が直接大小、明暗などの感性表現と照応関係にあり、また、線や図形とも照応関係にある。たとえば、清音は軽く尖った細い線を、濁音は複雑で鈍く太い線を、流音は曲線などと照応するのである（矢田部 1948）。図7-1上左のような角張った図形だとムルムルが選ばれたという（宮崎 1935）。一方、MALUMAとTAKETEという偽の単語を聞かせて図形を描かせると、前者（図7-1下左）は丸く、後者

"ゼザゾザ"　　　　"ムルムル"

"MALUMA"　　　　"TAKETE"

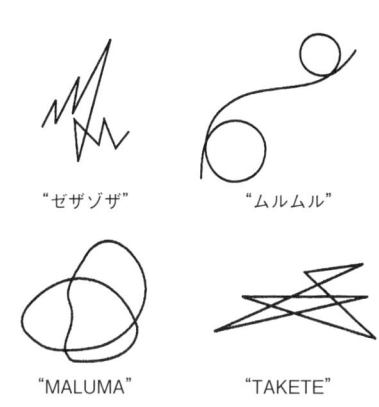

図7−1　オノマトペと図形の感覚照応（宮崎 1935; Koehler 1947 より引用）

（同右）は角張った図形となり、同様の傾向が認められている (Koehler 1947)。

矢田部 (1948) は音声言語のなかで音声のもつ相貌的性質がオノマトペとして言語の構造のなかに残存したと考えている。相貌的性質はマンガや絵本などにも効果的に利用されており、数コマの短いフレームの中で、とくに動きや感情を簡潔に感覚的に表現する場合にユニークな効果を発揮する。新聞の4コママンガ (Osaka et al. 2014) や広告にも多用されることからみて、オノマトペはおぼえやすい、感覚に訴える、おもしろい、など相貌的イメージ喚起の機能があることを示唆している。

オノマトペと詩歌も深い関係で結ばれている。たとえば、詩人北原白秋のオノマトペのリズムを取り入れた「雪解なり。ちろんてんとん、雪しづく早や音立てぬ…」という表現での、「ちろんてんとん」という音楽的造語は語音象徴を生かしている例といえよう。

また、萩原朔太郎の詩集、『青猫』にある「夜陰の道路にながく吠える。のをあある とをああ る のをあある やわあああ」にも遠近感と侘しい情感が巧みにオノマトペの語音に隠されている。
このように、小説や詩歌を楽しめる背景にはオノマトペがもつ語音象徴に見られる感覚間の微妙な照応があるのである。

クオリアのことば

「感覚のことば」であるオノマトペは感覚の質である「クオリア」の表現を担っている。オノマトペに共通して認められるのは「動きのことば」としての性質であり、これが新鮮で躍動感のある運動やリズムをもたらす原因の一つともなっている。オノマトペはもともと感覚表現に使われていたものが、感情や心情など「心の状態」を示す感性表現に転化したと推定されるものが多く含まれている。ニコニコやキョロキョロなど明示的な表情や視線の動きにかかわるものは外部から観察できる動きであるが、ワクワクやドキドキなどは外からは観察できない「心の情動の躍動」を示す感性表現に転化したものと考えることができる（表7−1）。

表7-1　五感のオノマトペとその情動表現への転化型（苧阪 1999 より引用）

視覚	聴覚	皮膚感覚	味覚
ピカピカ	カタカタ	カサカサ	ピリピリ
キラキラ	ガサガサ	ゴワゴワ	臭覚
ギラギラ	ガヤガヤ	ザラザラ	プンプン
サンサン	ギイギイ	ホカホカ	ツンツン
スケスケ	キシキシ	ムシムシ	
ツヤツヤ	コトコト	（痛み）	
テカテカ	ザアザア	ヒリヒリ	
チラチラ	ドンドン	キリキリ	
チロチロ	メリメリ	ズキズキ	
	ピリピリ	チクチク	
		ジクジク	

目の動き	なき声	感情	表情
クリクリ	キャンキャン	（うれしい）	（笑う）
キョトキョト	ワンワン	ホクホク	ゲタゲタ
キョロキョロ	ケロケロ	（おこる）	ケタケタ
ギョロギョロ	ジージー	ムカムカ	クスクス
シゲシゲ	ニャアニャア	プリプリ	ニタニタ
マジマジ	ピヨピヨ	プンプン	ニヤニヤ
歩くようす	しゃべる	プリプリ	ヘラヘラ
トボトボ	ペラペラ	（期待）	（泣く）
トコトコ	ベラベラ	ワクワク	オイオイ
ノソノソ	ブツブツ	動作	シクシク
パカパカ	ボソボソ	スイスイ	ホロホロ
ブラブラ	ムニャムニャ	スルスル	ポロポロ
ヨタヨタ	ワイワイ	ソロソロ	状態（いきおい）
ヨチヨチ		クルクル	グングン
ヨボヨボ		ソワソワ	スクスク
状態（人間関係）	状態（意識）	ドヤドヤ	チビチビ
アツアツ	ウトウト	状態（身体の）	ドンドン
イジイジ	グウグウ	ガクガク	デカデカ
オロオロ	ジリジリ	クタクタ	状態（むらがる）
カリカリ	ドキドキ	シナシナ	ウジャウジャ
クヨクヨ	ハラハラ	パクパク	ウヨウヨ
コセコセ	ヒシヒシ	プルプル	ゴミゴミ
ツンツン	メロメロ	ヘトヘト	ギュウギュウ
		ヘナヘナ	ゾロゾロ

オノマトペの歴史

オノマトペは日常生活に深く入り込んでおり、日常会話をはじめ、小説や短歌にもよく使われている（田守 2002）。ところで、オノマトペは本邦では、歴史的にいつ頃から用いられているのであろうか？ オノマトペは万葉集の時代から用いられており、その歴史は古く、古代中国にまでさかのぼることができる。

伝統的な日本の文学における情感の表現を「あはれ」派と「をかし」派にわけると、筆者はオノマトペは「をかし」派に通じる特徴をもっていると考えている。「あはれ」は情緒的でしっとりした印象が強く、「をかし」では感覚的で楽しく、またおもしろい印象が強い。

枕草子や紫式部日記にも、それぞれ「扇フタフタとつかひ」とか「トドロトドロと踏みならさるる」などのオノマトペが用いられており、「をかし」派の印象が強い。

中国に目を転じると、漢詩でもオノマトペを巧みに使った例が多い。たとえば、杜甫の七言律詩「登高」（部分）では「無辺落木蕭蕭、不尽長江滾滾」という表現がある。目の届く限りに広がる林に、落葉がさびしく音を立てて散り敷き、長江は尽きぬ波がわき立つように押し寄せて流れる、といった意味である。このうち、蕭蕭（しょうしょう）、滾滾（こんこん）がオノマトペで、

150

それぞれものさびしい状態や水などがわき出て尽きない様子を示すという。このように、文学作品に使われるオノマトペには長い歴史がある。

擬音語と擬態語

オノマトペのうち、擬音語はものが壊れたり、擦れたり、ぶつかったりする場合に出る音や、動物の鳴き声を模倣したものである。擬音語によって、音はある感情や情緒を伴う感じや様子を表すことができる。たとえば、「ガラスがガチャンと割れる」や「犬がワンワン鳴く」などがその例である。擬音語によって、音はある感情や情緒を伴う感じや様子を表すことができる。音を模倣する言語音によって感性を象徴的に表しているのである。「ゴロゴロ」は夕立が近づいて遠くでカミナリの鳴る音、「ギシギシ」は床がきしむ音、など「変化する音の風景」をリアルに再現させる特異なイメージを喚起する性質をもっている。おもしろいことに、「ゴロゴロ」は日曜日に主人が床に寝転がっている生態を描くときにも用いられる。

一方、擬態語は状態や動作を視覚や触覚で示す。擬態語は基本的に視覚的あるいは触覚的な動作を活写することばである。たとえば、「赤ちゃんがヨチヨチ歩く」、「老人がヨボヨボ歩く」、「星がキラキラ輝く」、「子どもがニコニコ笑う」、「泥棒がキョロキョロとあたりを見回す」や「ザラザラした壁」などがその例である。ここで擬態語はある感情や情感を伴う心的状態を表現してい

るが、擬音語がその言語音によって言語的感性を表現しているのに対し、擬態語は動きや感触を伴う空間感性を表現している。原語は、すでに触れたミメーシスに近い。

小説とオノマトペ

ここでは、小説でオノマトペがどう用いられているかを見てみたい。作家には、オノマトペをほとんど使わない森鷗外や三島由紀夫のような小説家から、北原白秋や萩原朔太郎のように積極的にオノマトペに感性の自由と解放を担わせて、同時に官能美を匂わせるような詩人まで作家の好みの幅が大きい。オノマトペのリズミカルな特徴を生かして、音楽的象徴化を達成することもできる。しかし、三島由紀夫などはオノマトペは感覚に訴えることばであり、その濫用は知的な乾燥度の高い文体を目指す時に障害になると考えていたようである（小嶋 1972）。これは、「身体と感覚のことば」、「流動のことば」あるいは「リズムと音楽のことば」でもあるオノマトペがもつ、潜在的感性を顕在化させる作用を、どのようなレベルで自己の芸術作品の彫琢のために用いるか、という視点で考える必要があろう。そして、それを受容する読者の側にも創造的な自由の精神が求められる。

オノマトペなしの文体とありの文体を直接比較した例を紹介しよう（小嶋 1972）。「（前略）夕

子はこっくりうなずいた。がらんとした四畳半の中にやがてぽつねんととりのこされたが、何を思ったものか、ぷいとたちあがると…（後略）」（水上勉『五番町夕霧楼』）には、4か所にオノマトペが使われているが、これらを除くと「（前略）夕子はうなずいた。四畳半の中にやがてとりのこされたが、何を思ったものか、たちあがると…（後略）」という文になる。両者を比較すると、オノマトペなしでも意味は十分通じるが、やはり読者の感情を引き込むという点では、オノマトペがある方が、楽しめる。しかも、夕子の心象風景に共感もしやすい。つまり、オノマトペには、読者に主人公への感情の移入を促し、他者を自己化する上で有効な力が隠されているのである。主人公の心情とは別の、たとえば鳥の鳴き声の描写だと、そのようなわけにはいかない。

夏目漱石の初期の小説、たとえば「草枕」では冒頭の峠越えの茶店の個所で「雌が細い声でけっこっこっと云ふ」という表現があるが、これは鶏の驚いて逃げるときの擬音語のオノマトペにすぎない。また、先に示した「雷がピカッと光り、雨がザーと降ってきた」も擬態語に擬音語を加えたオノマトペにすぎない。このように、小説家が読者を主人公の感情の引力圏内に引き込むために、無意識にオノマトペを使う例をあげると、枚挙にいとまがない。

詩歌とオノマトペ

すでに述べたように、詩歌でもオノマトペが活躍する。万葉集、古今和歌集、さらに新古今和歌集でも表現技法のひとつとして用いられてきた。鎌倉時代末期の京極派和歌の代表的女流歌人、永福門院には美しい叙景歌が残されている。「山もとの鳥の声より明けそめて花もむらむら色ぞ見え行く」（永福門院『玉葉和歌集』）には、山裾でさえずる鳥の声で、夜が明けはじめ、桜もひとむらずつその花の色が見えて行く様子が、鳥の声（聴覚）から、花（視覚）へと展開してゆく。静かな時間の移り行きとともに、聴覚から視覚にゆるやかに感覚を切り替え、春の明け方を優雅に写し取っている。キーワードである「むらむら」という擬態語を通して、声しか聞こえない薄明の世界から、花の色が何とか見える昼の世界に復帰する様子が、技巧的に表現されている。時代は下がって、江戸時代の俳人与謝蕪村の句「春の海ひねもすのたりのたりかな」はおだやかな春の海がゆるやかにうねる様子を、「のたりのたり」と情感豊かにオノマトペで表現している。

明治から大正にかけての現代詩歌では、「真昼野に昼顔咲けりまじまじと待つものもなき昼顔の花」（木下利玄『歌集・銀』）は通常のオノマトペを使っているが、一方同じ歌人でも「せせらぎのこぼこぼこもる落窪をたわみおほえる木いちごの花」（同『歌集・一路』）では、こぼこぼと

いううやや自由な使い方が現れてくる。似た表現は「たぽたぽと樽に満ちたる酒は鳴るさびしき心うちつれて鳴る」（若山牧水『歌集・路上』）にも見られるが、ここではオノマトペはより洗練された表現の手段となっている。彼の作品には、五感が共鳴して、そのオノマトペには色あり、艶あり光あり、匂いや感触まであるという（小嶋 1972）。「たぽたぽと蛙混み合ふ日のさかり田岸は白き虎の尾のはな」（北原白秋『歌集・白南風』）、さらにオノマトペのリズムを取り入れた「雪解なり。ちろんてんとん、雪しづく早や音立てぬ…（後略）」（同『歌集・橡』）がある。「ちろんてんとん」という音楽的造語がおもしろい。そのほか、高村光太郎や萩原朔太郎などの詩人も、すでに触れたように、オノマトペを暗喩的（メタファー）な表現手段として意識的に使っている。高村の「（前略）窓のすり硝子に、ひたひたと、燐を注ぐ、ひたひたと—、黄昏はこの時赤きインキを過ち流せり（後略）」（高村光太郎『詩集・道程』）や、すでに述べた萩原の「のをあああ　やわああ」（萩原朔太郎『詩集・青猫』）などがその一例だ。ちなみに、暗喩の理解は下頭頂小葉に障害のある人には難しいといわれ、とくに五感をクロスした暗喩の理解の領域のはたらきの不具合によることが多いといわれている（Ramachandran 2011）。

さて、文章表現で現実世界を豊かに形象化するには二つの方法があるという（小嶋 1972）。一つは、知的・分析的で乾燥度の高い文体によるものであり、もうひとつは感性的・融合的で、いわば湿度の高い文体だという。前者は、程度を示す副詞とか直喩や隠喩を用いたオーソドックス

な文体であり、後者は感情副詞やオノマトペなどによる擬音・擬態的な修辞法を用いた文体である。知識の伝達と感性の伝達の2つのルートを考えた場合、前者では、程度を表す副詞などを用いて対象の状態が記述されるのに対して、後者では感覚のフィルタを通って感性が表現される。感性のルートでは、言語的な感性フィルタを通してさまざまなオノマトペに感性的な重みが加えられるのだ。程度を表す副詞（たとえば、とても、もっと、すぐ、など）では加算的な量を示すことができるが、クオリアのような質を表すオノマトペでは加算性のある感覚をプロセティック連続体、非加算的な感覚をメタセティック連続体と呼んでいるが、両者は量と質のいずれに視点をおくのかで異なってくることを示している。

痛みのオノマトペと社会脳

オノマトペが想起させる心的状態の脳内表現の例をいくつか見てみたい。まず痛みである。2004年の秋に、イタリアのジェノヴァでジェノヴァ国際科学フェスティバルの一環として国際会議「精神分析と神経科学——記憶、情動と夢」が開催された。フロイトの流れを汲む精神分析学と神経科学は一見、水と油のように相いれない対極的な位置にあるように思えるのであるが、

156

欧州では神経精神分析学（neuropsychoanalysis）という新分野が進展しており、記述と解釈が主流の分析学にエビデンス・ベースの社会神経科学の研究成果を取り込もうとしている。

この国際会議に招待された筆者に与えられたテーマは、たとえば「ヒリヒリ」とか「ズキズキ」といった痛みの擬態語が創りだす心理的な痛みの情動感覚とその脳内表現の問題を議論することであった。心の痛みは神経精神分析学にとっても心理療法にとってもキー概念であるが、きわめて主観的で測定は困難である。それを、オノマトペを通して評価しようという試みである。

たとえば、既に述べたように、「ヒリヒリ」は心理的な不快感をもつ痛みに固有な、ある種の質の経験を的確に表現しているという意味で、痛みのクオリアを示すことばであると考えることができる。そしてこれは、無意識を潜在記憶（implicit memory）を通して探る手がかりになると考えられている（Mancia 2007）。確かに、患者の無意識に抑圧された心の分析に役立つ可能性はあろう。プルーストの小説『失われし時を求めて』に見られるように、マドレーヌという菓子の味によって過去のエピソード記憶がよみがえることもある。これは、菓子の味に代わって、擬態語が言語化の困難な心身の情動のクオリアを表現できる可能性をもつことを示唆してもいる（Osaka 2006）。

痛みについても、その脳内表現があるはずである。そこで筆者らは「ヒリヒリ」、「ズキズキ」や「ガンガン」などのオノマトペが誘起する心理的痛みをfMRI（機能的磁気共鳴画像法）を用いて、その脳内表現を検討してみた。その結果、誘起された痛みの脳内表現は主として脳の前

157　7　オノマトペ表現を愉しむ脳

部帯状回（ACC）や左の下前頭の近傍にあることがわかった（図7-2）。

実験では上記のような心理的痛みについて、心理物理的マグニチュード評価や多次元尺度構成法（Osaka 1990）によってあらかじめ選定したオノマトペ6語をイヤフォンで3秒聞かせた。fMRIでの実験中、参加者は目を閉じて、聞いたオノマトペの誘起する主観的な痛みを想像するように教示した。一方、コントロール条件として「ヘニヘニ」などの無意味つづりを聞かせ、実験条件からコントロール条件を引いた活性量を求めた（Osaka et al. 2004）。図7-2のように、情動脳の一部を形成する辺縁系の前部帯状回（ACC）や左の下前頭回（IFG）が主として活性化を見せた。その他、頭頂葉上部、視床、被殻や小脳も同時に活性化したが、これらの領域は実際の痛み刺激を与えた場合も活性化するといわれる（Hardcastle 1999）。ACCはストループ課題などでコンフリクトとかかわる事態での活性化が報告されてきたが、痛みの想起に伴う不快感もこのような事態とかかわることもわかった。辺縁系は情動的な価値——不快感——によって活性化するのであろう。

けがをしたときの、傷の痛みの知覚は、脊髄、視床から体性感覚野に至る系で処理されるが、心理的な痛みに伴う不快感（ネガティヴな情動）はACCや島皮質がかかわると考えられる。冷水を痛み刺激として用いたPET（ポジトロン断層法）による実験（Rainville et al. 1997）では、体性感覚野は実際の痛みの強さの知覚に、ACCは不快感という情動に関与していると推定されている（Carlson 2010）。ACCは前頭葉内側面の脳梁上部にある帯状回の前方領域で、辺縁系の

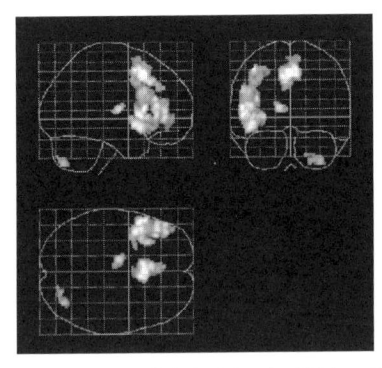

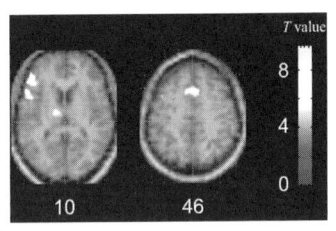

図7-2 痛みのオノマトペによって誘発された前部帯状回（ACC）と下前頭回（IFG）近傍の活性化領域（Osaka et al. 2004 より引用）
（カラー口絵参照）

（左）グラスブレイン3面図のうち右上（冠状断）では上部中央、左下（軸位断）では中央水平軸上の明るい領域が前部帯状回。同様に、左前頭葉下部の明るい領域が下前頭回に対応。
（右）2つの軸位断でみた同様の活性化領域。

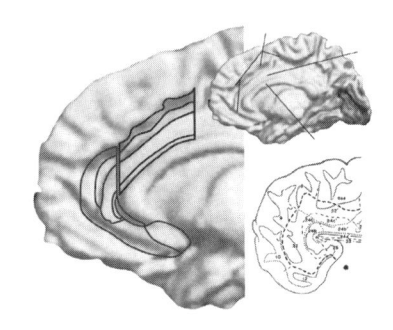

図7-3 前頭葉の内側面で示した前部帯状回（ACC）
（Bush et al. 2000 より引用）（カラー口絵参照）

一領域を形成しており、背側は認知、腹側は情動とそれぞれかかわると報告されているが (Bush et al. 2000：図7-3)（ACCは背側（赤）が認知と、腹側（青）が情動とかかわるとされる）、今回のわれわれの実験では、活性化領域は両領域の境に近かった。ACCはコンフリクト以外にもワーキングメモリ課題などで二重課題など高い負荷をかけた場合に活性化することが知られており、多様なはたらきを担っているようだ (Osaka et al. 2003)。

オノマトペの脳内表現——fMRIによる実験

五感の情報を集めて、情動や感情のネットワークを形成する脳の前部帯状回、扁桃体、側坐核、海馬、視床などのいわゆる中脳辺縁系、さらに前頭葉も擬音語・擬態語の形成や認識にかかわると思われる（苧阪 2007, 2008）。fMRIなどで脳の活動を画像化する方法を使えば、痛みの実験で触れたように、オノマトペの認知や生成が脳のどの部位と深くかかわっているかを明らかにすることができれば、小説や詩歌の味わいが辺縁系をはじめとするさまざまな脳のはたらきとかかわることがわかってくるだろう。

笑いの脳内表現

以下では、さらに笑い、ウォーク（歩き）や凝視のオノマトペなどについて、それぞれに対応する脳のオノマトペ地図（感性地図）のようなものが描けるかどうかを探ってみたい。fMRIによる実験では、条件群（オノマトペ条件）で活性化した脳領域から、コントロール群（オノマトペと同じ長さをもつ無意味つづり条件）の活性化量を減算することで、条件群において統計的に有意な活性化を示した領域のみを抽出した。たとえば、痛みと同様に、笑いだと、ゲラゲラという単語を（イヤフォンによる聴覚提示）で提示し、観察者にゲラゲラが誘発するイメージを生成してもらう。一方、無意味つづり条件ではイメージ形成が困難なため、聴覚領を中心

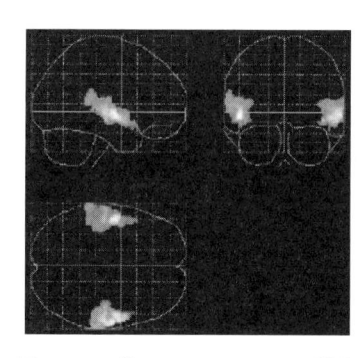

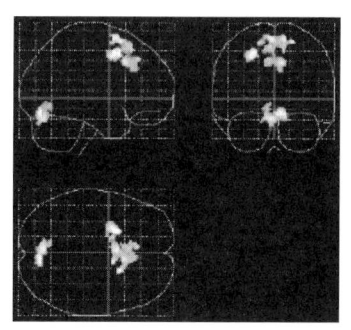

図7-4 笑いのオノマトペで活性化した脳内領域(Osaka et al. 2003 より引用)
（カラー口絵参照）

無意味つづりを聞いた場合、聴覚野近傍しか活性化しなかったが（左）、笑いのオノマトペを聞いて活性化した領域から左の無意味つづりで活性化した領域を差し引いたデータでは舌状回（視覚領）と前頭葉の補足運動野や前運動野が活性化を示した（右）。

としたごく狭い意味のない音の処理領域のみが活性化すると想定している（実際、図7－4のように、すべての実験で、無意味つづり条件は一貫してそのような活性化パターンを示した）。

さて、活性化は笑いでは高次視覚領域の舌状回（顔の処理に特化した視覚的な社会脳領域で視覚領の底面に位置する）と前頭葉の補足運動野や前運動野が活性化を示した。舌状回は笑い顔の認知と、前頭葉の補足運動野や前運動野は笑い顔の生成準備とかかわることが推定された。観察者は実験中、閉眼状態であるので視覚領域に活性化が生じることはないのであるが、実際には活性化が観察された（14名の参加者の平均値）。これは、ゲラゲラと聞いたことばの刺激が視覚領域で笑い顔を生成したと考えるのが妥当であろう。つまり、ゲラゲラという刺激が認知と行動の双方を同時的に活性化したのである（Osaka et al. 2003）。また、別のfMRI実験（13名の参加者の平均値）では笑いの刺激が側坐核や尾状核といった中脳辺縁系のドーパミン系ニューロンの活性化（報酬系の活性化）を促すこともわかった（Osaka et al. 2005）。笑いが報酬系を駆動したと考えられるのである。

ウオーク（歩き）の脳内表現

ウオーク（歩き）のオノマトペのfMRI実験（20名の参加者の平均値）でも、やはり閉眼であるにもかかわらず高次視覚領域が活性化をみせ、テクテク、スタスタ、ヨタヨタ、ヨチヨチなど

の言語刺激が、脳内でトップダウン的に、他者の歩く様子として視覚的にイメージ化していることがわかった（Osaka 2009）。活性化した領域は、右の視覚領、左の上側頭溝（STS）、角回や後部帯状回であり、いずれも歩きの視覚イメージの生成や空間認知、空間行動とかかわっていると考えられる（Pelphrey et al. 2003）。STSはバイオロジカルモーションの観察時にも活動が認められており（Grossman et al. 2000）（本シリーズ第4巻4章「北斎漫画の神経美学」参照）、角回は後頭から側頭にかけての読字のルートや比喩の理解ともかかわると考えられる（Wolf 2007）。

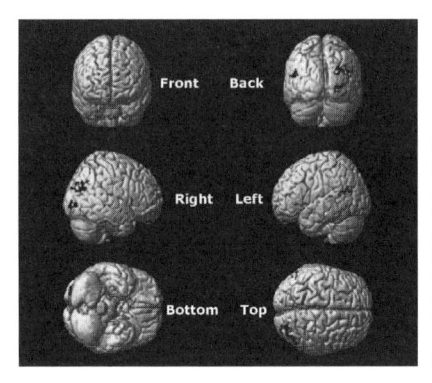

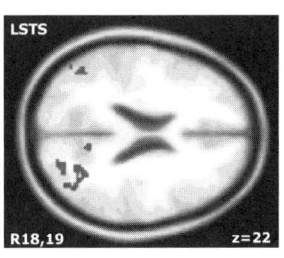

図7−5 ウオーク（歩き）のオノマトペで活性化した脳内領域
(Osaka et al. 2003 より引用)（カラー口絵参照）

活性化した領域は右の視覚領、左の上側頭溝（STS）などであった（左：上は前後、中は左右、下は上下から見た活性化領域）（右）。縦軸方向の z = 22 の断面図で右の視覚領（R18, 19野）と左の STS（LSTS）の活性化が認められた。

7 オノマトペ表現を愉しむ脳

凝視の脳内表現

最後に、ジロジロ、マジマジ、シゲシゲ、キョロキョロなどの注視や凝視についての実験（20名の参加者の平均値）では、前頭葉の左前頭眼野、上頭頂小葉や前運動野が活性化することがわかった（Osaka & Osaka 2009）。前頭眼野や前運動野は眼球の運動の制御にかかわることがサルの実験などでも確認されている。前頭眼野と上頭頂小葉の背側ネットワークは空間的注意のシフトや注意の維持にかかわるものと推定される。一方、コントロール条件（図7-6上）ではやはり聴覚領に活性化が現れており、意味のない音を聞いたという解釈が成り立ちそうである。

図7-7にはこれまで紹介した、さまざまなオノマトペによって引き起こされた脳内領域の活性化領域を示してみた。これらのfMRIの実験から、オノマトペの感性表現は異なる脳内領域を特異的に活性化することがわかる。この模式化した脳の感性地図が示すのは、オノマトペによるイメージ喚起は、それぞれのオノマトペが指示している実際の運動や状態とかかわる脳領域を活性化していることである。つまり、オノマトペという言語が対応した感覚や運動を弱いながら実際に誘起しているということである。

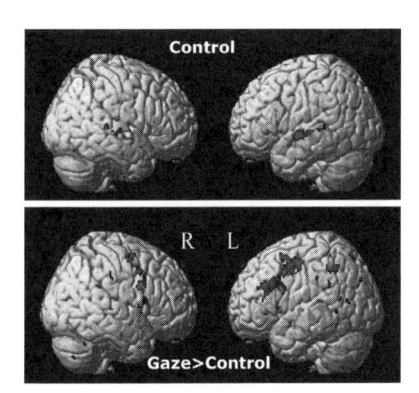

図7−6 凝視のオノマトペで活性化した脳内領域
(Osaka & Osaka 2009 より引用)(カラー口絵参照)

活性化した領域は前頭眼野、前運動野、上頭頂小葉などであった(上はコントロール条件、下は左右半球でみた活性化領域)。

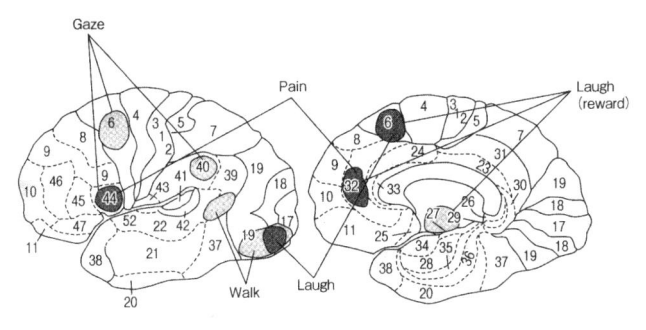

図7−7 オノマトペの脳内地図(苧阪 2010 より引用)

痛み(pain)、笑い(laugh)、ウオーク(歩き)(walk)および凝視(gaze)のオノマトペにより活性化された脳内領域(本文参照)。

おわりに

オノマトペの伝統的文化をもつ本邦の文学は、独自の発展を遂げてきた。小説や詩歌を読むときに味わう楽しさもまた、オノマトペに由来する部分が多いこともわかった。オノマトペは文学や詩歌を鑑賞するときに、読み手の意識には入ってこないが、その大きなイメージ喚起力によって、情動的な理解を促進する力をもっているのだ。感覚のクオリアを表現することばでもあるオノマトペは、小説や詩歌の鑑賞の楽しみの要素ともなっている。脳イメージングの方法を用いて評価した結果、オノマトペの脳内表現は固有の機能をもち、その感性地図をつくることができることもわかった。オノマトペで切り出された深い情感が、読み手の心と共感することで楽しさが増す。オノマトペの科学的研究が、文学や芸術の味わいにどのように影響するのかについて、さらなる研究が望まれる。

版・児童の言語 (1983). 培風館.）

Williams, J. M. (1976). Synaesthetic adjectives. *Language, 52*, 461-478.

Wolf, M. (2007). *Proust and the Squid? The story and science of the reading brain*. Harper.（小松淳子（訳）(2008). プルーストとイカ ── 読書は脳をどのように変えるのか？ インターシフト.）

parole mimiche: Uno studiocon immagini da risonaza magnetic funzionae. In M. Mancia (Ed.), *Psicoanalisi e Neuroscienze* (pp.273-284), Milano: Springer-Verlag Italia.

苧阪直行 (2007). オノマトペの脳科学. 日本語学, *26*, 16-23.

苧阪直行 (2008). 感性の認知脳科学 —— 擬音語・擬態語の脳内表現. 国文学, *53*, 50-57.

Osaka, N. (2009). Walk-related mimic word activates the extrastriate visual cortex in the human brain: An fMRI study. *Bahavioural Brain Research, 198*, 186-189.

Osaka, N., Osaka, M. (2009). Gaze-related mimic woird activates the frontal eye field and related network in the human brain: An fMRI study. *Neuroscience Letters, 461*, 65-68.

苧阪直行 (2010). 感性言語 —— 擬音語と脳. 三浦佳世（編）知覚と感性 (pp.156-184), 北大路書房.

Osaka, M., Yaoi, K., Minamoto, T. & Osaka, N. (2014). Serial changes of humor comprehension for four-frame comic strips: an fMRI study. *Scientific Reports, 4*, 5828.

Pelphrey, K., Mitchell, T., McKeown, M., Goldstein, J., & McCarthy, A. (2003). Brain activity evoked by the perception of humanwalking: Controlling formeaningful coherent motion. *Journal of Neuroscience, 23*, 6819-25.

Rainville, P., Duncan, G. H., Price, D. D., Carrier, B., & Bushnell, M. C. (1997). Pain affect encoded in human anterior cingulate but not somatosensory cortex. *Science, 277*, 968-71.

Ramachandran, V. S. (2011). *The Tell-tale Brain: A new scientist's quest for what makes us human*. Norton & Company.（山下篤子（訳）(2013). 脳の中の天使. 角川書店.）

佐久間鼎 (1939). 音声と言語. 内田老鶴圃.

Sapir, E. (1929). A study of phonetic symbolism. *Journal of Experimental Psychology, 12*, 225-239.

田守育啓 (2002). オノマトペ —— 擬音・擬態語をたのしむ. 岩波書店.

矢田部達郎 (1948). 語音象徴について. 心理（京都）, *1*, 1-8.

矢田部達郎 (1949). 児童の言語. 比叡書店.（矢田部達郎著作集　第8巻　新

an initial stage of reading in normal subjects and posterior split-brain patients. *Brain, 123*, 291-307.

Grossman, E., Donnelly, M., Price, R., Pickens, D., Morgan, V., Neighbor, G., et al. (2000). Brain areas involved in perception of biological motion. *Journal of Cognitive Neuroscience, 12*, 711-20.

福田香苗 (1999). 幼児の発話にみられる擬音語・擬態語. 苧阪直行（編著）感性のことばを研究する　第10章 (pp.155-174), 新曜社.

小嶋孝三郎 (1972). 現代文学とオノマトペ. 桜楓社.

Hardcastle, V. G. (1999). *The Myth of Pain*. Cambridge: MIT Press.

Koehler, W. (1947). *Gestalt Psychology*. New York: Riverlight Publishing Corporation.

Lehrer, J. (2007). *Proust was a Neuroscientist*. Houghton Mifflin Harcourt.（鈴木昌（訳)(2010). プルーストの記憶、セザンヌの眼. 白揚社.）

Mancia, M. (2007). Feeling the Words: *Neuropsychoanalytic understanding of memory and unconscious*. Hove: Routledge.

宮崎美義 (1935). 各種感性經驗に於ける照應的特性について. 心理学研究, *9*, 771-729.

Osaka, N. (1990). Multidimensional analysis of onomatopoeia: A notew to make sensory scale from words. *Studia Phonologica, 24*, 25-33.

苧阪直行（編)(1999). 感性のことばを研究する ── 擬音語・擬態語に読む心のありか. 新曜社.

Osaka, N., Osaka, M., Kondo, H., Morishita, M., Fukuyama, H., Shibasaki, H. (2003). An emotion-based facial expression word activates laughter module in the human brain: A functional magnetic resonance imaging study. *Neuroscience Letters, 340*, 127-130.

Osaka, N., Osaka, M., Morishita, M., Kondo, H., Fukuyama, H. (2004). A word expressing affective pain activates the anterior cingulate cortex in the human brain: An fMRI study. *Behavioural Brain Research, 153*, 123-127.

Osaka, N., Osaka, M. (2005). Striatal reward areas activated by implicit laughter induced by mimic words in humans: A functional magnetic resonance imaging study. *Neuroreport, 16*, 1621-1624.

Osaka, N. (2006). Corteccia del cingolo anterior umana e dolore affettivo indotto da positive emotions modulate working memory performance? *Scientific Reports, 3*, 1375.

Osaka, M., Yaoi, K., Minamoto, T., & Osaka, N. (2014). Serial changes of humor comprehension for four-frame comic Manga: An fMRI study. *Scientific Reports, 4*, 5828.

Osaka, N., Osaka, M., Kondo, H., Morishita, M., Fukuyama, H., & Shibasaki, H. (2004). The neural basis of executive function in working memory: An fMRI study based on individual differences. *NeuroImage, 21*, 623-631.

Osaka, M., Nishizaki, Y., Komori, M., & Osaka, N. (2002). Effect of focus on verbal working memory: Critical role of the focus word in reading. *Memory and Cognition, 30*, 562-571.

Rypma, B., Prabhakaran, V., Desmond, J. E., Glover, G. H., & Gabrieli, J. D. (1999). Load-dependent roles of frontal brain regions in the maintenance of working memory. *NeuroImage, 9*, 216-226.

Shah, P., & Miyake, A. (1996). The separability of working memory resources for spatial thinking and language processing: An individual differences approach. *Journal of Experimental Psychology: General, 125*, 4-27.

Turner, M. L. & Engle, R. W. (1989). Is working memory capacity task dependent? *Journal of Memory and Language, 28*, 127-154.

7 オノマトペ表現を愉しむ脳

Berkeley, G. (1709). An essay toward a new theory of vision. In I. Works, Edinburgh, 1948.

Boernstein, W. (1936). On the functional relations of the sense organs to one another and to the organism as a whole. *Journal of General Psychology, 15*, 117-131.

Bush, G., Luu, P., & Posner, M. I. (2000). Cognitive and emotional influences in anterior cingulate cortex. *Trends in Cognitive Science, 4*, 215-22.

Carlson, N. (2010). *Physiology of Behavior.* Boston: Allyn & Bacon.

Cassirer, E. (1923). *Philosophie der Symbolischen Formen.* Berlin: Meiner Verlag.

Cohen, L., Dehaene, S., Naccache, L., Lehericy, S., Delhaene-Lambertz, G., Henaff, M. et al. (2000). The visual word form area: Spatial and temporal characterization of

Kondo, H., Morishita, M., Osaka, N., Osaka, M., Fukuyama, H., & Shibasaki, H. (2004a). Functional roles of the cingulo-frontal network in performance on working memory. *NeuroImage, 21*, 2-14.

Kondo, H., Osaka, N., & Osaka, M. (2004b). Cooperation of the anterior cingulate cortex and dorsolateral prefrontal cortex for attention shifting. *NeuroImage, 23*, 670-679.

MacDonald, III, A. W., Cohen, J. D. Stenger, V. A. & Carter, C. S. (2000). Dissociating the role of the dorsolateral prefrontal and anterior cingulated cortex in cognitive control. *Science, 288*, 1835-1838.

May, C. P., Hasher, L., & Kane, M. J. (1999). The role of interference in memory span. *Memory and Cognition, 27*, 759-767.

Ochsner, K. N. (2000). Are affective events richly recollected or simply familiar? The experience and process of recognizing feelings past. *Journal of Experimental Psychology: General, 129*, 242-261.

苧阪満里子 (2000). ワーキングメモリと言語理解の脳内機構. 苧阪直行（編著）脳とワーキングメモリ (pp.157-180), 京都大学学術出版会.

苧阪満里子 (2002). ワーキングメモリ―脳のメモ帳. 新曜社.

苧阪満里子 (2006). ワーキングメモリにおける注意のフォーカスと抑制の脳内表現. 心理学評論, *49*, 341-357.

苧阪満里子 (2008). ワーキングメモリにおける注意のフォーカスと抑制の脳内表現. 苧阪直行（編著）ワーキングメモリの脳内表現 (pp.77-102). 京都大学学術出版会.

Osaka, M., Komori, M., Morishita, M., & Osaka, N. (2007). Neural bases of focusing attention in working memory: An fMRI study based on group differences. *Cognitive Affective and Behavioral Neuroscience, 7*, 130-139.

苧阪満里子・苧阪直行 (1994). 読みとワーキングメモリ容量 ── 日本語版リーディングスパンテストによる測定. 心理学研究, *65*, 339-345.

Osaka, M., Osaka, N., Kondo, H., Morishita, M., Fukuyama, H., Aso, T., & Shibasaki, H. (2003). The neural basis of individual differences in working memory capacity: An fMRI study. *NeuroImage, 18*, 789-797.

Osaka, M., Yaoi, K., Minamoto, T., & Osaka, N. (2013). When do negative and

Baddeley, A. (2012). Working memory: Theories, models, and controversies. *Annual Review of Psychology, 63*, 1-29.

Conway, A. R. & Engle, R. W. (1994). Working memory and retrieval: A resource-dependent inhibition model. *Journal of Experimental Psychology: General, 123*, 354-373.

Cowan, N. (2000). The magical number 4 in short-term memory: A reconsideration of mental storage capacity. *Behavioral and Brain Sciences, 24*, 87-114.

Daneman, M. & Carpenter, P. A. (1980). Individual differences in working memory and reading. *Journal of Verbal Learning and Verbal Behavior, 19*, 450-466.

Daneman, M. & Merikle, P. M. (1996). Working memory and language comprehension: A meta-analysis. *Psychonomic Bulletin and Review, 3*, 422-433.

De Beni, R., Palladino, P., Pazzaglia, F., & Cornoldi, C. (1998). Increases in intrusion errors and working memory deficit of poor comprehenders. *Quarterly Journal of Experimental Psychology, 51A*, 305-320.

D'Esposito, M., Detre, J. A., Alsop, D. C., Shin, R. K., Atlas, S., & Grossman, M. (1995). The neural basis of the central executive system of working memory. *Nature, 378*, 279-281.

Doerksen, S. & Shimamura, A. P. (2001). Source memory enhancement for emotional words. *Emotion, 1*, 5-11.

Engle, R. W., Conway, A. R. A., Tuholski, S. W., & Shisler, R. J. (1995). A resource account of inhibition. *Psychological Science, 6*, 122-125.

Gernsbacher, M. A., Varner, K. R., & Faust, M. E. (1990). Investigating differences in general comprehension skill. *Journal of Experimental Psychology: Learning, Memory, and Cognition, 16*, 430-445.

Gernsbacher, M. A. (1993). Less skilled readers have less efficient suppression mechanisms. *Psychological Science, 4*, 294-298.

Just, M. A. & Carpenter, P. A. (1992). A capacity theory of comprehension: Individual differences in working memory. *Psychological Review, 99*, 122-149.

Kensinger, E. A. & Corkin, S. (2003). Memory enhancement for emotional words: Are emotional words more vividly remembered than neutral words? *Memory and Cognition, 31*, 1169-1180.

neural basis of human moral cognition. *Nature Review Neuroscience, 6*, 799-809.

Phan, K. L., Wager, T., Taylor, S. F., & Liberzon, I. (2002). Functional neuroanatomy of emotion: A meta-analysis of emotion activation studies in PET and fMRI. *Neuroimage, 16*, 331-348.

Raine, A., Lencz, T., Bihrle, S., LaCasse, L., & Colletti, P. (2000). Reduced prefrontal gray matter volume and reduced autonomic activity in antisocial personality disorder. *Archives of General Psychiatry, 57*, 119-127.

Snowden, J. S., Neary, D., & Mann, D. M. (2002). Frontotemporal dementia. *British Journal of Psychiatry, 180*, 140-143.

Sturm, V. E., Rosen, H. J., Allison, S., Miller, B. L., & Levenson, R. W. (2006). Self-conscious emotion deficits in frontotemporal lobar degeneration. *Brain, 129*, 2508-2516.

Takahashi, H., Koeda, M., Oda, K., Matsuda, T., Matsushima, E., Matsuura, M., Asai, K., & Okubo, Y. (2004a). An fMRI study of differential neural response to affective pictures in schizophrenia. *Neuroimage, 22*, 1247-1254.

Takahashi, H., Matsuura, M., Koeda, M., Yahata, N., Suhara, T., Kato, M., & Okubo, Y. (2008). Brain activations during judgments of positive self-conscious emotion and positive basic emotion: Pride and joy. *Cerebral Cortex, 18*, 898-903.

Takahashi, H., Yahata, N., Koeda, M., Matsuda, T., Asai, K., & Okubo, Y. (2004b). Brain activation associated with evaluative processes of guilt and embarrassment: An fMRI study. *Neuroimage, 23*, 967-974.

Takahata, K., Takahashi, H., Maeda, T., Umeda, S., Suhara, T., Mimura, M., & Kato, M. (2012). It's not my fault: Postdictive modulation of intentional binding by monetary gains and losses. *PLoS One, 7*, e53421.

Tracy, J. L., & Robins, R. W. (2004). Putting the self into self-conscious emotions: A theoretical model. *Psychological Inquiry, 15*, 103-125.

6 読書における文の理解とワーキングメモリ

Azuma, M., Ikeda, T., Minamoto, T., Osaka, M., & Osaka, N. (2012). High working memory performers have efficient eye movement control system under Reading Span Test. *Journal of Eye Movement Research, 5*, 1-10.

Yokoyama, S., Kim, J., Uchida, S., Miyamoto, T., Yoshimoto, K., & Kawashima, R. (2013). Cross-linguistic influence of first language writing systems on brain responses to second language word reading in late bilinguals. *Brain Behavior, 3*(5), 525-31.

5　文章が創発する社会的情動の脳内表現

Adolphs, R. (2001). The neurobiology of social cognition. *Current Opinion in Neurobiology, 11*, 231-239.

Amodio, D. M. & Frith, C. D. (2006). Meeting of minds: The medial frontal cortex and social cognition. *Nature Review Neuroscience, 7*, 268-277.

Castelli, F., Frith, C., Happe, F., & Frith, U. (2002). Autism, Asperger syndrome and brain mechanisms for the attribution of mental states to animated shapes. *Brain, 125*, 1839-1849.

Eisenberg, N. (2000). Emotion, regulation, and moral development. *Annual Review Psychology, 51*, 665-697.

Frith, U. & Frith, C. D. (2003). Development and neurophysiology of mentalizing. *Philosophical Transactions of the Royal Society B: Biological Sciences, 358*, 459-473.

Gallagher, H. L. & Frith, C. D. (2003). Functional imaging of 'theory of mind'. *Trends in Cognitive Science, 7*, 77-83.

Greene, J. & Haidt, J. (2002). How (and where) does moral judgment work? *Trends in Cognitive Science, 6*, 517-523.

Greenwald, A. G. & Banaji, M. R. (1995). Implicit social cognition: Attitudes, self-esteem, and stereotypes. *Psychological Review, 102*, 4-27.

Haidt, J. (2003). The moral emotions. In R. J. Davidson, K. R. Scherer & H. H. Goldsmith (Eds.), *Handbook of affective sciences* (pp.852-870). Oxford: Oxford University Press.

Johnson, S. C., Baxter, L. C., Wilder, L. S., Pipe, J. G., Heiserman, J. E., & Prigatano, G. P. (2002). Neural correlates of self-reflection. *Brain, 125*, 1808-1814.

Krajbich, I., Adolphs, R., Tranel, D., Denburg, N. L., & Camerer, C. F. (2009). Economic games quantify diminished sense of guilt in patients with damage to the prefrontal cortex. *Journal of Neuroscience, 29*, 2188-2192.

Moll, J., Zahn, R., de Oliveira-Souza, R., Krueger, F., & Grafman, J. (2005). The

Geriatric Psychiatry, 17, 116-126.

Starrfelt, R. & Gerlach, C. (2007). The visual what for area: Words and pictures in the left fusiform gyrus. *NeuroImage, 35*, 334-342.

Tyler, L. K., Marslen-Wilson, W. D., Randall, B., Wright, P., Devereux, B. J,. Zhuang, J., Papoutsi, M., & Estamatakis, A. (2011). Left inferior frontal cortex and syntax: Function, structure and behaviour in patients with left hemisphere damage. *Brain, 134*, 415-431.

Vogel, A. C., Peteerson, S., & Schlaggar, L. (2012). The left occipitotemporal cortex does not show preference activity for words. *Cerebral Cortex, 22,* 2715-2732.

Xu, J., Kemeny, S., Park, G., Frattali, G., & Braun, A. (2005). Language in context: Emergent features of words, sentences, and narrative comprehension. *NeuroImage, 25*, 1002-1015.

Zwaan, R. A. & Radvansky, G. A. (1998). Situation models in language comprehension and memory. *Psychological Bulletin, 123*, 162-185.

4　バイリンガルの脳内神経基盤

Ansaldo, A. I. & Saidi, L. G. (2014). Aphasia therapy in the age of globalization: Cross-linguistic therapy effects in bilingual aphasia. *Behavioural Neurology, 1*, 10.

Crinion, J., Turner, R., Grogan, A., Hanakawa, T., Noppeney, U., Devlin, J. T., Aso, T., Urayama, S., Fukuyama, H., Stockton, K., Usui, K., Green, D. W, & Price, C. J. (2006). Language control in the bilingual brain. *Science,312*, 1537-1540.

Matsumoto, R., Imamura, H., Inouchi, M., Nakagawa, T., Yokoyama, Y., Matsuhashi, M., Mikuni, N., Miyamoto, S., Fukuyama, H., Takahashi, R., & Ikeda, A. (2011). Left anterior temporal cortex actively engages in speech perception: A direct cortical stimulation study. *Neuropsychologia, 49*, 1350-1354.

Usui, K., Ikeda, A., Nagamine, T., Matsuhashi, M., Kinoshita, M., Mikuni, N., Yokoyama, S., Kim, J., Uchida, S., Miyamoto, T., Yoshimoto, K., Kawashima, R., Miyamoto, S., Hashimoto, N., Fukuyama, H., & Shibasaki, H. (2009). Temporal dynamics of Japanese morphogram and syllabogram processing in the left Basal temporal area studied by event-related potentials. *Journal of Clinical Neurophysiology, 26*(3), 160-6.

comprehension: A functional magnetic resonance imaging investigation of syntactic and lexical processing demands. *Journal of Cognitive Neuroscience, 19*, 1950-1963.

Price, C. J. & Devlin, J. T. (2011). The interactive account of ventral occipitotemporal contributions to reading. *Trends in Cognitive Science 15*, 246-253.

Price, C. J. & Devlin, J. T. (2003). The myth of the visual word form area. *NeuroImage, 19*, 473-481.

Price, C. J., McCrory, C. E., Noppeney, U., Mechelli, A., & Moore, & C. J. (2006). How reading differs from object naming at the neural level. *NeuroImage, 29*, 643-648.

Price, C. J., Winterburn, D., Giraud, A. L., Moore, C. J., & Noppeney, U. (2003). Cortical localization of the visual and auditory word form areas: a reconsideration of the evidence. *Brain and Language, 86*, 272-286.

Sakai, K. L. Noguchi, Y., & Takeuchi, T. (2002). Selective priming of syntactic processing by event-related transcranial magnetic stimulation of Broca's area. *Neuron, 35*, 589-597.

酒井邦嘉 (2005). 言葉の脳内処理機構. 高次脳機能研究, *25*, 153-164.

Sakurai, Y. (2004). Varieties of alexia from fusiform, posterior inferior temporal and posterior occipital gyrus lesions. *Behavioral Neurology, 15*, 35-50.

Sakurai, Y., Momose, T., Iwata, M., Sudo, Y., Ohtomo, T., & Kanazawa, I. (2000). Different cortical activity in reading of Kanji words, Kana words and Kana nonwords. *Brain Research Cognitive Brain Research, 9*, 111-115.

Sakurai, Y., Terao, Y., Ichikawa, Y., Ohtsu, H., Momose, T., Tsuji, S., & Mannen, T. (2008). Pure alexia for kana. Characterization of alexia with lesions of the inferior occipital cortex. *Journal of Neurological Sciencce, 268*, 48-59.

櫻井靖久 (2007). 読字の神経機構. 岩田誠・河村満（編）神経文字学 (pp.93-112) 医学書院.

櫻井靖久 (2011). 非失語性失読および失書の局在診断. 臨床神経, *51*, 567-575.

笹沼澄子 (1987). 補稿　脳損傷に起因する読みの障害. 認知科学選書　読むということ (pp.175-221), 東京大学出版会.

Small, G. W., Moody, T. D., Siddarth, P. S., & Bookheimer, S. Y. (2009). Your brain on google: Patterns of cerebral activation during internet searching. *American Journal*

Iwata, M. (1984) Kanji versus Kana Neuropsychological correlates of the Japanese writing system. *Trends in Neuroscience, 7*, 290-293.

Jobard, G., Crivello, F., & Tzourio-Mazoyer, N. (2003). Evaluation of the dual route theory of reading: A metanalysis of 35 neuroimaging studies. *NeuroImage, 20*, 693-712.

Kaan, E. & Swaab, T. Y. (2002). The brain circuitry of syntactic comprehension. *Trends in Cognitive Science, 6*, 350-356.

Kamada, K., Kober, H., Saguer, M., Möller, M., Kaltenhäuser, M., & Vieth, J. (1998). Responses to silent kanji reading of the naïve Japanese and German in task subtraction magnetoencephalography. *Brain Research Cognitive Brain Research, 7*, 89-98.

Kanwisher, N., McDermott, J. & Chun, M. M. (1997). The fusiform face area: A model in human extrastriate cortex specialized for face perception. *Journal of Neuroscience, 17*, 4302-4311.

Keller, T. A., Carpenter, P. A., & Just, M. A. (2001). The neural bases of sentence comprehension: A fMRI examination of syntactic and lexical processing. *Cerebral Cortex, 11*, 223-237.

Moss J., Schunn, C. D., Schneider, W., McNamara, D. S., & VanLehn, K. (2011). The neural correlates of strategic reading comprehension: Convergent control and discourse comprehension. *NeuroImage, 58*, 675-686.

Nakamura, K., Oga, T., Okada, T., Sadato, N., Takayama, Y., Wydell, T., Yonekura, Y., & Fukuyama H. (2005). Hemispheric asymmetry emerges at distinct parts of the occipitotemporal cortex for objects, logograms and phonograms: A functional MRI study. *NeuroImage, 28*, 521-528.

Papoutsi, M., Stamatakis, E. A., Griffiths, J., Marslen-Wilson, W. D., & Tyler, L. K. (2011). Is left fronto-temporal connectivity essential for syntax? Effective connectivity, tractography and performance in left-hemisphere damaged patients. *NeuroImage, 58*, 656-664.

Prat., C. S. & Just, M. A. (2011). Exploring the neural dynamics underpinning individual differences in sentence comprehension. *Cerebral Cortex 21*, 1747-1760.

Prat., C. S., Keller, T. A., & Just, M. A. (2007). Individual differences in sentence environments. *Nature, 392*, 598-601.

Ferstl, E. C. & von Cramon, D. Y. (2001). The role of coherence and cohesion in text comprehension: An event fMRI study. *Brain Research Cognitive Brain Research, 11*, 325-340.

Ferstl, E. C., Neumann, J., Bolger, C., & von Cramon, D. Y. (2008). The extended language network: A meta-analysis of neuroimaging studies on text comprehension. *Human Brain Mapping, 29*, 581-593.

Gaillard, R., Naccache, L., Pinel, P., Clemenceau, S., Volle, E., Hasboun, D., Dupont. S., Baulac, M., Dehaene, S., Claude, A., & Cohen, L. (2006). Direct intracranial, fMRI, and lesion evidence for the causal role of left inferotemporal cortex in reading. *Neuron, 50*, 191-204.

Griffiths, J. D., Marslen-Wilson, W. D., Stamatakis, E. A., & Tyler, L. K. (2013). Functional organization of the neural language system: Dorsal and ventral pathways are critical for syntax. *Cerebral Cortex. 23*, 139-147.

Hashimoto, R. & Sakai, K. (2002). Specialization in the left prefrontal cortex for sentence comprehension. *Neuron, 35*, 589-597.

Hashimoto, R. & Sakai, K. (2004). Learning letters in adulthood: Direct visualization of cortical plasticity for forming a new link between orthography and phonology. *Neuron, 42*, 311-322.

Haxby, J. V., Gobbini, M. I., Furey, M. L., Ishai, A., Schouten, J. L., & Pietrini, P. (2001). Distributed and overlapping representations of faces and objects in ventral temporal cortex. *Science, 23*, 2425-2430.

Henry, C., Gallard, R., Volle E., Chiras J., Ferrieux S., Dehaene, S., & Cohen, L. (2005). Brain activations during letter-by-letter reading: A follow-up study. *Neuoropsychologia, 43*, 1983-1989.

Ino, T., Nakai, R., Azuma, T., K., Kimura, T., & Fukuyama, H. (2009). Recognition and reading aloud of kana and kanji word: An fMRI study. *Brain Research Bullentin, 78*, 232-239.

Ino, T., Tokumoto, K., Usami, K., Kimura, T., Hashimoto, Y., & Fukuyama, H. (2008). Longitudinal fMRI study of reading in a patient with letter-by-letter reading. *Cortex, 44*, 773-781.

low-frequency, small-world human brain functional network with highly connected association cortical hubs. *Journal of Neuroscience, 26*, 63-72.

Bolger, D. J., Perfettli, C. A., & Schneider, W. (2005). Cross-cultural effect on the brain revisited: Universal structures plus writing system variation. *Human Brain Mapping, 25*, 92-104.

Caplan, D., Chen, E., & Waters, G. (2008). Task-dependent and task-independent neurovascular responses to syntactic processing. *Cortex, 44*, 257-275.

Cohen, L., Henry, C., Dehaene, S,. Martinaud, O., Lehericy, S,. Lemer, C., & Ferrieux, S. (2004a). The pathophysiology of letter-by-letter reading. *Neuoropsychologia, 42*, 1768-1780.

Cohen, L., Lehericy, S., Chochon, F., Lemer, C., Rivard, S., & Dehaene, S. (2002). Language-specific tuning of visual cortex? Functional properties of the visual word form area. *Brain, 125*, 1054-1069.

Cohen, L., Lehericy, S., Henry, C., Bourgeois, M., Larroque, C., Sainte-Rose, C., Dehaene, S., & Hertz-Pannier, L. (2004b). Learning to read without a left occipital lobe: Right-hemispheric shift of visual word form area. *Annals of Neurology, 56*, 890-894.

Cohen, L., Martinaud, O., Lemer, C., Lehericy, S., Samson, Y., Obadia, M., Slachevskya, A., & Dehaene, S. (2003). Visual word recognition in the left and right hemispheres: Anatomical and functional correlates of peripheral alexias. *Cerebral Cortex, 13*, 1313-1333.

Dehaene, S. & Cohen., L. (2011) The unique role of the visual word form area in reading. *Trends in Cognitive Science, 15*, 254-262.

Dehaene, S., Cohen, L., Sigmans, S., & Vinckeir, F. (2005). The neural code for written words: A proposal. *Trends in Cognitive Sciences, 9*, 335-341.

Dehaene, S., Pegado, F., Braga, L. W., Ventura, P., Filho, G. N., Jobert, A., Dehaene, G., Kolinsky, R., Morais, J., & Cohen, L. (2010). How learning to read changes the cortical networks for vision and language. *Science, 330*, 1359-1364.

Dowing, P. E., Jiang, Y., Shuman, M., & Kanwisher, N. (2001). A cortical area selective for visual processing of the human body. *Science, 293*, 2470-2473.

Epstein, R. & Kanwisher, N. A. (1998). Cortical representation of the local visual

66(4), 537-545.

ルビンジャー, R./川村肇(訳)(2008). 日本人のリテラシー —— 1600 - 1900 年. 柏書房.

Rumelhart, D. E., McClelland, J. L., & University of California San Diego. PDP Research Group. (1986). *Parallel distributed processing: Explorations in the microstructure of cognition.* Cambridge, Mass.: MIT Press.

Siok, W. T., Perfetti, C. A., Jin, Z., & Tan, L. H. (2004). Biological abnormality of impaired reading is constrained by culture. *Nature, 431*(7004), 71-76.

Siok, W. T., Niu, Z., Jin, Z., Perfetti, C. A., & Tan, L. H. (2008). A structural-functional basis for dyslexia in the cortex of Chinese readers. *Proceedings of the National Academy of Sciences of the United States of America, 105*(14), 5561-5566.

Siok, W. T., Spinks, J. A., Jin, Z., & Tan, L. H. (2009). Developmental dyslexia is characterized by the co-existence of visuospatial and phonological disorders in Chinese children. *Current Biology, 19*(19), R890-892.

Soma, Y., Sugishita, M., Kitamura, K., Maruyama, S., & Imanaga, H. (1989). Lexical agraphia in the Japanese language: Pure agraphia for Kanji due to left posteroinferior temporal lesions. *Brain, 112*(Pt 6), 1549-1561.

Tan, L. H., Laird, A. R., Li, K., & Fox, P. T. (2005). Neuroanatomical correlates of phonological processing of Chinese characters and alphabetic words: A meta-analysis. *Human Brain Mapping, 25*(1), 83-91.

Tan, L. H., Spinks, J. A., Eden, G. F., Perfetti, C. A., & Siok, W. T. (2005). Reading depends on writing in Chinese. *Proceedings of the National Academy of Sciences of the United States of America, 102*(24), 8781-8785.

van Atteveldt, N., Formisano, E., Goebel, R., & Blomert, L. (2004). Integration of letters and speech sounds in the human brain. *Neuron, 43*(2), 271-282.

Wu, C. Y., Ho, M. H., & Chen, S. H. (2012). A meta-analysis of fMRI studies on Chinese orthographic, phonological, and semantic processing. *Neuroimage, 63*(1), 381-391.

3 読書と脳

Achard, S., Salvador, R., Whitcher, B., Suckling, J., & Bullmore, E. (2006). A silient,

Neuroimage, 21(4), 1721-1731.

Longcamp, M., Zerbato-Poudou, M. T., & Velay, J. L. (2005). The influence of writing practice on letter recognition in preschool children: A comparison between handwriting and typing. *Acta Psychologica, 119*(1), 67-79.

Naccache, L. & Dehaene, S. (2001). The priming method: imaging unconscious repetition priming reveals an abstract representation of number in the parietal lobes. *Cerebral Cortex, 11*(10), 966-974.

Nakamura, K., Dehaene, S., Jobert, A., Le Bihan, D., & Kouider, S. (2007). Task-specific change of unconscious neural priming in the cerebral language network. *Proceedings of the National Academy of Sciences of the United States of America, 104*(49), 19643-19648.

Nakamura, K., Kuo, W. J., Pegado, F., Cohen, L., Tzeng, O. J., & Dehaene, S. (2012). Universal brain systems for recognizing word shapes and handwriting gestures during reading. *Proceedings of the National Academy of Sciences of the United States of America, 109*(50), 20762-20767.

Pammer, K., Hansen, P., Holliday, I., & Cornelissen, P. (2006). Attentional shifting and the role of the dorsal pathway in visual word recognition. *Neuropsychologia, 44*(14), 2926-2936.

Paulesu, E., Demonet, J. F., Fazio, F., McCrory, E., Chanoine, V., Brunswick, N., et al. (2001). Dyslexia: cultural diversity and biological unity. *Science, 291*(5511), 2165-2167.

Price, C. J. (2000). The anatomy of language: contributions from functional neuroimaging. *Journal of Anatomy, 197*(3), 335-359.

Price, C. J. & Devlin, J. T. (2011). The interactive account of ventral occipitotemporal contributions to reading. *Trends in Cognitive Sciences, 15*(6), 246-253.

Rapp, B. & Lipka, K. (2011). The literate brain: the relationship between spelling and reading. *Journal of Cognitive Neuroscience, 23*(5), 1180-1197.

Rizzolatti, G. & Craighero, L. (2004). The mirror-neuron system. *Annual Review of Neuroscience, 27*, 169-192.

Roux, F. E., Dufor, O., Giussani, C., Wamain, Y., Draper, L., Longcamp, M., et al. (2009). The graphemic/motor frontal area Exner's area revisited. *Annals of Neurology,*

Cohen, L., Dehaene, S., Vinckier, F., Jobert, A., & Montavont, A. (2008). Reading normal and degraded words: contribution of the dorsal and ventral visual pathways. *Neuroimage, 40*(1), 353-366.

Crystal, D. (1997). *The Cambridge encyclopedia of language* (2nd ed.). Cambridge; New York: Cambridge University Press.

Dehaene, S. & Cohen, L. (2007). Cultural recycling of cortical maps. *Neuron, 56*(2), 384-398.

Dehaene, S., Naccache, L., Cohen, L., Bihan, D. L., Mangin, J. F., Poline, J. B., et al. (2001). Cerebral mechanisms of word masking and unconscious repetition priming. *Nature Neuroscience, 4*(7), 752-758.

Dehaene, S., Pegado, F., Braga, L. W., Ventura, P., Nunes Filho, G., Jobert, A., et al. (2010). How learning to read changes the cortical networks for vision and language. *Science, 330*(6009), 1359-1364.

Dejerine, J. (1892). Contribution à l'étude anatomo-pathologique et clinique des différentes variétés de cécité verbale. *Hebdomadaire des Sceances et Memories de la Societe de Biologie, 4*, 61-90.

Devlin, J. T., Jamison, H. L., Matthews, P. M., & Gonnerman, L. M. (2004). Morphology and the internal structure of words. *Proceedings of the National Academy of Sciences of the United States of America, 101*(41), 14984-14988.

Dronkers, N. F., Wilkins, D. P., Van Valin, R. D., Jr., Redfern, B. B., & Jaeger, J. J. (2004). Lesion analysis of the brain areas involved in language comprehension. *Cognition, 92*(1-2), 145-177.

Goswami, U. (2008). The development of reading across languages. *Annals of the New York Academy of Sciences, 1145*, 1-12.

Grainger, J., Dufau, S., Montant, M., Ziegler, J. C., & Fagot, J. (2012). Orthographic processing in baboons (Papio papio). *Science, 336*(6078), 245-248.

Kanwisher, N. & Yovel, G. (2006). The fusiform face area: a cortical region specialized for the perception of faces. *Philosophical Transactions of the Royal Society B: Biological Sciences, 361*(1476), 2109-2128.

Kuo, W. J., Yeh, T. C., Lee, J. R., Chen, L. F., Lee, P. L., Chen, S. S., et al. (2004). Orthographic and phonological processing of Chinese characters: An fMRI study.

Rayner, K. (1999). What have we learned about eye movements during reading? In R. Klein & P. McMullen (Eds.), *Converging Methods for Understanding Reading and Dyslexia* (pp.23-56), Cambridge: MIT Press.

Rayner, K. & Pollatsek, A. (1989). *The Psychology of Reading*. Hillsdale: Lawrence Erlbaum.

Sekuler, R., & Blake, R. (1990). *Perception*. New York: McGraw Hill.

田中廣吉 (1916). 言語及読方の基本的研究. 目黒書店.

Williams, L. (1982). Cognitive load and the functional field of view. *Human Factors, 24*, 283-292.

山本三吾 (1935). 読書と眼球運動に就ての一実験. 心理学研究, *10*, 773-787.

2 読み書き能力の脳内機構

Bolger, D. J., Perfetti, C. A., & Schneider, W. (2005). Cross-cultural effect on the brain revisited: universal structures plus writing system variation. *Human Brain Mapping, 25*(1), 92-104.

Carr-Hill, R. (2008). *International literacy statistics: A review of concepts, methodology and current data*. Montreal: UNESCO Institute for Statistics.

Carreiras, M., Seghier, M. L., Baquero, S., Estevez, A., Lozano, A., Devlin, J. T., et al. (2009). An anatomical signature for literacy. *Nature, 461*(7266), 983-986.

Castro-Caldas, A., Petersson, K. M., Reis, A., Stone-Elander, S., & Ingvar, M. (1998). The illiterate brain. Learning to read and write during childhood influences the functional organization of the adult brain. *Brain, 121*(6), 1053-1063.

Changizi, M. A., & Shimojo, S. (2005). Character complexity and redundancy in writing systems over human history. *Proceedings of the Royal Society B: Biological Sciences, 272*(1560), 267-275.

Chertkow, H., Bub, D., Deaudon, C., & Whitehead, V. (1997). On the status of object concepts in aphasia. *Brain and Language, 58*(2), 203-232.

Cohen, L., Dehaene, S., Naccache, L., Lehericy, S., Dehaene-Lambertz, G., Henaff, M. A., et al. (2000). The visual word form area: spatial and temporal characterization of an initial stage of reading in normal subjects and posterior split-brain patients. *Brain, 123*, 291-307.

Hornsby, B. (1984). *Overcoming DyslexiaLondon*. Macdonald & Co.（苧阪直行・苧阪満里子・藤原久子（訳)(1995). 読み書き障害の克服 —— ディスレクシア入門. 協同医書出版社.)

Ikeda, M. & Saida, S. (1978). Span of recognition in reading. *Vision Research, 18*, 83-88.

神部尚武 (1986). 読みの眼球運動と読みの過程. 国立国語研究所報告85, 研究報告集7, 29-66.

Kajii, N., Nazir, T., & Osaka, N. (2001). Eye movement control in reading unspaced text: The case of the Japanese script. *Vision Research, 41*, 2503-2510.

Kajii, N. & Osaka, N. (2000). Optimal viewing position in vertical and hprzontal reading in Japanese. *Perception & Psychophysics, 62*, 1634-1644.

Lehrer, J. (2007). *Proust was a Neuroscientist*. Houghton Mifflin Harcourt.（鈴木昌（訳)(2010). プルーストの記憶、セザンヌの眼. 白揚社.)

McConkie, G. W. & Rayner, K. (1975). The span of the effective stimulus during a fixation in reading. *Perception and Psychophysics, 17*, 578-586.

元良勇次郎 (1895). 横読縦読ノ利害ニ就て. 東洋学芸雑誌, *12*, 165.

苧阪直行 (1998). 移動窓に寄る読みの実験的研究. 苧阪直行（編）読み —— 脳と心の情報処理 (pp.17-41), 朝倉書店.

Osaka, N. (1987). Variation of saccadic suppression with eccentricity of target. *Ophthalmic and Physiological Optics, 7*, 499-501.

Osaka, N. (1992). Size of saccade and fixation duration of eye movements during reading: Psychophysics of Japanese text processing. *Journal of the Optical Society of America A. 9*, 5-13.

Osaka, N. (1993). Reading vertically without a fovea. In S. Wright & R. Groner (Eds.), *Facets of Dyslexia and Its Remediation* (pp.257-265), Amsterdam: Elsevier.

Osaka, N. (1999). Reading vertically without a fovea. In S. Wright & R. Groner (Eds.), *Facets of Dyslexia and Its Remediation* (pp.257-265), Amsterdam: Elsevier.

Osaka, N., & Oda, K. (1994). Moving window generator for reading experiments. *Behavior Research Methods, Instruments, and Computers. 26*, 49-53.

Rayner, K. (1975). The perceptual span and peripheral cues in reading. *Cognitive Psychology, 7*, 65-81.

Zelazo, P. H ., Chandler, M., & Crone, E. (Eds.) (2010). *Developmental Social Cognitive Neuroscience*. London: Psychology Press.

社会脳シリーズ7『小説を愉しむ脳 ── 神経文学という新たな領域』への序

Cohen, L., Dehaene, S., Naccache, L., Lehericy, S., Delhaene-Lambertz, G., Henaff, M. et al. (2000). The visual word form area: Spatial and temporal characterization of an initial stage of reading in normal subjects and posterior split-brain patients. *Brain, 123*, 291-307.

Daneman, M. & Carpenter, P. A. (1980). Individual differences in working memory and reading. *Journal of Verbal Learning and Verbal Behavior, 19*, 450-466.

岩田誠・河村満（編）(2007). 神経文字学 ── 読み書きの神経科学. 医学書院.

Lehrer, J. (2007). *Proust was a neuroscientist*. New York: Houghton Mifflin.（鈴木晶（訳）(2010). プルーストの記憶、セザンヌの眼 ── 脳科学を先取りした芸術家たち. 白揚社.）

苧阪満里子 (2014). 物忘れの脳科学. 講談社.

Sapir, E. (1929). A study of phonetic symbolism. *Journal of Expeimental Psychology, 12*, 225-239.

Schopenhauer, A. (1851). *Ueber Lesen und Buecher* (Parerga und Paralipomena) (斎藤忍随（訳）(1960). 読書について. 岩波文庫.)

Xu, J., Kemeny, S., Park, G., Frattalli, G., Braun, A. (2005). Situation models in language comprehension and memory. *Psychological Bulletin, 12*, 162-185.

1　読みの神経機構

Cohen, L., Dehaene, S., Naccache, L., Lehericy, S., Delhaene-Lambertz, G., Henaff, M. et al. (2000). The visual word form area: Spatial and temporal characterization of an initial stage of reading in normal subjects and posterior split-brain patients. *Brain, 123*, 291-307.

Gibson, E. J. & Levin, H. (1975). *The Psychology of Reading*. Cambridge: MIT Press.

Hochberg, J. (1970). Components of literacy: Speculations and exploratory research. In H. Levin & J. Williams (Eds.), *Basic Studies in Reading* (pp.74-89), New York: Basic Books.

引用文献

「社会脳シリーズ」刊行にあたって

Cacioppo, J. T., & Berntson, G. G. (Eds.) (2005). *Social Neuroscience*. London: Psychology Press.

Cacioppo, J. T., Berntson, G. G., Adolphs, R., Carter, C. S., Davidson, R. J., McClintock, M. K., McEwen, B. S., Meaney, M. J., Shacter, D. L., Sternberg, E. M., Suomi, S. S., & Taylor, S. E. (Eds.) (2002). *Foundations of Social Neuroscience*. Cambridge: MIT Press.

Cacioppo, J. T., Visser, P. S., & Pickett, C. L. (Eds.) (2006). *Social Neuroscience*. Cambridge: MIT Press.

Decety, J., & Cacioppo, J. T. (Eds.) (2011). *The Oxford Handbook of Social Neuroscience*. Oxford: Oxford University Press.

Decety, J., & Ickes, W. (Eds.) (2009). *The Social Neuroscience of Empathy*. Cambridge: MIT Press.

Dumbar, R. I. M. (2003). The social brain: Mind, language, and society in evolutionary perspective. *Annual Review of Anthropology, 32*, 163-181.

Harmon-Jones, E. & Beer, J. S. (Eds.) (2009). *Methods in Social Neuroscience*. New York: Guilford Press.

Harmon-Jones, E., & Winkielman, P. (Eds.) (2007). *Social Neuroscience*. New York: Guilford Press.

苧阪直行 (2004). デカルト的意識の脳内表現 ── 心の理論からのアプローチ. 哲学研究, 578号, 京都哲学会.

苧阪直行 (2010). 笑い脳 ── 社会脳からのアプローチ. 岩波科学ライブラリー 166, 岩波書店.

Taylor, S. E. (Eds.) (2002). *Foundations in Social Neuroscience*. Cambridge: MIT Press.

Todorov, A., Fiske, S. T., & Prentice, D. A. (Eds.) (2011). *Social Neuroscience*. New York: Oxford University Press.

プロセティック連続体　156
文章読解　140
文章の理解　105, 111
文法　75

並列分散処理モデル　37
辺縁系　5, 158
扁桃体　xvii, xix, 94, 95, 134, 135, 160

報酬系　141, 162
紡錘状回　57, 73
誇り　97, 100, 101, 140
補足運動野　xx, 64, 65, 162

―――――― マ行 ――――――
マインドリーディング　1
マルチコンポーネント・モデル　109
マルチリンガル　85

右頭頂葉後部　46
ミメーシス　141, 152
ミラーニューロン　142

メタ言語知識　45
メタセティック連続体　156

文字　2, 27
　――言語　51
　――認知　39, 41

　――の獲得　36
ものまね　142
モーラ（拍）　53
モラル情動　96, 100

―――――― ヤ行 ――――――
有効視野　11, 18, 25

抑制機構（抑制機能，抑制制御）　114, 116, 119, 125
予測　2
読み　1
　――の理解　107
読み書き　40
喜び　101, 140

―――――― ラ行 ――――――
力動的因果モデル　90
リスニングスパンテスト（ＬＳＴ）　120
リーディングスパンテスト（ＲＳＴ）　xix, 107
両眼立体視　3

―――――― ワ行 ――――――
ワーキングメモリ　xviii, 2, 71, 76, 106, 129, 140
　――の実行系機能　133
　――の中央実行系　128
笑い　161

追従眼球運動　6

ディスレクシア　xiii, 22, 34, 82
停留　6
手書き文字　41
テキスト理解　77
デフォルトモード・ネットワーク　xv, 80

ドイツ語　xvii, 89
島前部　79
頭頂葉　xv, 2, 5, 11, 37, 76, 84, 86, 88
頭頂葉下部　32, 44
頭頂葉後部　5, 34
頭頂葉上部　158
島皮質　158
読書　6
読解力　76
ドーパミン　133

────── ナ行 ──────

内側前頭前野（ＭＰＦＣ）　xviii, 2, 98-100, 102, 140

二重回路仮説　56
二重課題　xix, 108
日本語　xiii, xiv, xvii, 33, 53, 85, 88, 89, 145, 146
　英語と──のちがい　10, 18
ニューロン・リサイクリング仮説　xiv, 38

脳損傷患者　30, 33
脳梁　68, 84

────── ハ行 ──────

バイオロジカルモーション　163

背外側前頭前野（ＤＬＰＦＣ）　xix, 122, 128
背側運動前野　32, 46, 79
背側神経路　48
背側路　54
ハイブリッド言語　14
バイリンガル　xvi, 24, 85, 86
話し言葉　27
反社会性人格障害　99

被殻　158
非語彙経路　54, 63
尾状核　xvii, 90, 162
左後頭側頭葉　xiii, 30, 46
左前頭眼野　164
左前頭前野　34
左前頭側頭葉　37
左側前頭葉下部　83
左側頭葉外側部　32
左側頭葉後下部　54
左大脳半球　32
左背側運動前野　35, 46
左紡錘状回　56
比喩　145
比喩的表現　142
表情認知　95

不快感　158
輻輳運動　3
腹側線条体　101, 141
腹側路　54
フランス語　xiv, 33, 35, 41, 44, 47
プレビュー領域　8
ブローカ野　xiv, xvi, 11, 32, 51, 64, 65, 68, 71, 75, 78, 83

自閉症スペクトラム障害　99
羞恥心　95-97, 101
周辺視　7, 8, 17, 25
純粋失読　61, 67
状況モデル　78
小説　152
上側頭溝（ＳＴＳ）　xviii, xx, 99, 163
上側頭葉　32
情動　xvii, 94, 129, 132, 140, 158
上頭頂小葉（ＳＰＬ）　125, 128, 164
小脳　158
書字障害　33
書字中枢　47
視力　9
シルビウス裂　78
神経精神分析学　157
侵入エラー　112, 114, 118
心理物理学　156

錐体　7
スマートフォン　25, 81
スモールワールドネットワーク　57

舌状回　xx, 57, 162
前運動野　162, 164
潜在記憶　157
前頭前皮質背外側部　79
前頭前野　122, 133
前頭側頭型認知症　99, 100
前頭葉　xv, 5, 11, 24, 76, 79, 80, 86, 100, 121, 160, 164
前頭葉外側領域　46
前頭葉下部　44
前頭葉損傷　100
前頭葉内側　xv, 78, 79

前頭葉背側部　44
前部帯状回（ＡＣＣ）　xix, xx, 122, 128, 157-8, 160

躁状態　95
相貌的性質　147
側坐核　160, 162
側頭極　xviii, 98, 102, 140-141
側頭溝　100
側頭後頭葉　65
側頭－頭頂－後頭接合部　xv, 78
側頭頭頂接合部　73
側頭葉　2, 4, 5, 37, 86, 100, 121
側頭葉後部　84

――――――― タ行 ―――――――

帯状回　64, 79, 158
体性感覚野　158
多義語　114
多言語話者　85
単語の読み　69

知覚の範囲　11
注意制御　120, 130
注意の移行　116, 125
注意の実行系　xviii, 140
注意のフォーカス　xix, 126
中央実行系　xv, 76, 79, 109, 119, 128, 130
中国語　xiv, 33, 34, 41, 44, 47, 85
注視　4, 164
中心窩　7, 9
　――視野　xiii, 6
中脳　4, 5
中脳辺縁系　160, 162

外側前頭前野　64, 65
海馬　xv, xix, 76, 134, 135, 160
顔ニューロン　38
角回　xv, 24, 54, 55, 63, 78-80, 142, 155, 163
学芸書　79
下前頭回（ＩＦＧ）　46, 158
下頭頂（野）小葉　64, 65, 75, 142, 155
下頭頂葉　34
仮名（かな）　11-13, 18, 23, 53, 63, 64, 69, 73, 74, 86
眼窩前頭皮質　xviii, 140
眼球運動　2, 3, 8, 14
韓国語　85, 88
漢字　2, 4, 11, 13, 18, 23, 34, 35, 53, 63, 64, 69, 73, 74, 86
　──仮名交じり文　4, 11, 13
桿体　7

擬音語　140, 141, 145, 151, 160
記述的表現　142
擬態語　140, 141, 145, 151, 157, 160
機能的識字能力　29
弓状束　xvi, 84
共感覚　145
凝視　164

空間周波数　18
空間スパン課題（ＳＳＴ）　124
クオリア　148
グランジャー因果性モデル　90

楔前部　xv, 78-80
言語野　xv, 76

語彙経路　54, 56, 63
語彙力　76
後頭回　73
後頭側頭溝　56
後頭側頭皮質　58, 74
後頭側頭葉　68
後頭側頭葉腹側　75
後頭葉　4, 24, 37, 56, 64
後頭葉視覚野　54
後頭葉側頭葉領域　32
後部上側頭溝　xviii, 98, 102, 140
後部帯状回　xv, 78-80, 163
黒質　133
心の理論　2, 98, 102, 140
コネクショニスト・モデル　37

──────── サ行 ────────

罪責感　95-97, 101
サッカード運動　xiii, 6

詩歌　154
視覚語形領域（ＶＷＦＡ）　xv, 4, 5, 11, 30, 32, 34, 37, 52, 56, 58, 62, 68, 73, 139
視覚マスキング　42
視覚領　163
識字能力　36, 45
識字率　28
視空間性ワーキングメモリ　34
自己愛性人格障害　100
自己意識情動　96
自己奉仕バイアス　102
視床　158, 160
視線の移動　5
自尊心　97
失語（失語症）　54, 74, 85

―――― ヤ行 ――――

矢田部達郎　142, 147

―――― ラ行 ――――

レイナー（Rayner, K.）　14

事項索引

―――― A to Z ――――

ＡＣＣ（前部帯状回）　xix, xx, 122, 128, 157-8, 160
ＤＬＰＦＣ（背外側前頭前野）　xix, 122, 128
ＩＦＧ（下前頭回）　46, 158
ＬＳＴ（リスニングスパンテスト）　120
ＭＰＦＣ（内側前頭前野）　xviii, 2, 98-100, 102, 140
ＲＳＴ（リーディングスパンテスト）　107
ＳＰＬ（上頭頂小葉）　125, 128, 164
ＳＳＴ（空間スパン課題）　126
ＳＴＳ（上側頭溝）　xviii, xx, 99, 163
Ｖ-ＳＡＴ　109
ＶＷＦＡ（視覚語形領域）　4, 5, 11, 32, 34, 37, 52, 56, 58, 62, 68, 73, 139

―――― ア行 ――――

アルファベット　2, 11, 12, 18, 23, 33-35, 40
暗喩　155

意識の窓　19
痛み　156, 158, 161
イタリア語　33

インターネット　81

ウェルニッケ野　xiv, xvi, 32, 51, 54, 56, 75, 78, 84
ウオーク（歩き）　162
うつ状態　100
運動記憶　35, 40
運動前野　xx, 64, 65

英語　xiii, xvii, 2, 33, 35, 85, 88, 89
　――と日本語のちがい　10, 18
エクスナーの書字中枢（エクスナー領域）　32, 46, 47
縁上回　xix, 121, 143

オノマトペ　xx, 140, 141, 150, 157
オペレーション課題　124
音韻ストア　xx, 121
音声言語　51

―――― カ行 ――――

絵画的表現　142
外眼筋　3
外側後頭回　54

人名索引

―――― ア行 ――――

岩田　誠　54

エクスナー（Exner, S.）　47

―――― カ行 ――――

カッシーラー（Cassirer, E.）　142
カーペンター（Carpenter, P. A.）　108
鎌田恭輔　74

グレンジャー（Grainger, J.）　38

ゲイラード（Gaillard, R.）　56
ケラー（Keller, T. A.）　75

コーエン（Cohen, L.）　38, 67, 68

―――― サ行 ――――

酒井邦嘉　75
佐久間鼎　142
櫻井靖久　54, 73

下條信輔　39

スー（Xu, J.）　78
スマル（Small, G. W.）　81

ソシュール（Saussure, F. de）　144
ソーマ（Soma, Y.）　33

―――― タ行 ――――

チャンギジ（Changizi, M.）　39
チョムスキー（Chomsky, A. N.）　144

デジェリン（デジェリーヌ，Déjérine, J.）
　　xiii, 30, 55
デーネマン（Daneman, M.）　108
デハーネ（Dehaene, S.）　xiv, 4, 38, 58, 139
デブリン（Devlin, J. T.）　58

―――― ハ行 ――――

ハクスビィ（Haxby, J. V.）　57
バークレイ（Berkeley, G.）　146
バッドリー（Baddeley, A.）　109

フェルステル（Ferstl, E. C.）　78
フォンクラモン（von Cramon, D. Y.）　78
プライス（Price, C. J.）　58
プラット（Prat, C. S.）　76
ブローカ（Broca, P.）　83

ヘンリー（Henry, C.）　67

ボーゲル（Vogel, A. C.）　59
ポラチェック（Pollatsek, A.）　14

―――― マ行 ――――

モス（Moss, J.）　79

(1)

執筆者紹介 (執筆順)

苧阪直行（おさか　なおゆき）【1章，7章】
京都大学名誉教授　1976年京都大学大学院文学研究科博士課程（心理学専攻）修了　文学博士。専門は意識の認知神経科学

中村仁洋（なかむら　きみひろ）【2章】
京都大学大学院医学研究科附属脳機能総合研究センター准教授　2000年京都大学大学院医学研究科（脳統御医科学系）修了。専門は脳機能イメージング・認知神経科学

猪野正志（いの　ただし）【3章】
洛和会音羽病院高次脳機能障害センター所長・神経内科部長　1988年京都大学大学院医学研究科博士課程修了　医学博士。専門は神経心理学

福山秀直（ふくやま　ひでなお）【4章】
京都大学大学院医学研究科附属脳機能総合研究センター教授　1983年京都大学大学院医学研究科博士課程修了　博士（医学）。専門は脳機能画像学

高橋英彦（たかはし　ひでひこ）【5章】
京都大学大学院医学研究科准教授　1971年東京医科歯科大学医学部医学科卒業　博士（医学）。専門は精神医学、社会神経科学

苧阪満里子（おさか　まりこ）【6章】
大阪大学大学院人間科学研究科教授　脳情報通信融合センター（Cinet）教授（兼任）　1979年京都大学大学院教育学研究科博士課程修了　教育学博士。専門はワーキングメモリ、言語理解

著者紹介

苧阪直行（おさか　なおゆき）

1946年生まれ。1976年京都大学大学院文学研究科博士課程修了、文学博士（京都大学）。京都大学大学院文学研究科教授、文学研究科長・文学部長、日本学術会議会員などを経て現在、京都大学名誉教授、日本ワーキングメモリ学会会長、日本学術会議「脳と意識」分科会委員長、日本学士院会員

主な著訳書

『意識とは何か』（1996、岩波書店）、『心と脳の科学』（1998、岩波書店）、『脳とワーキングメモリ』（2000、編著、京都大学学術出版会）、『意識の科学は可能か』（2002、編著、新曜社）、Cognitive Neuroscience of Working Memory（2007、編著、オックスフォード大学出版局）、『ワーキングメモリの脳内表現』（2008、編著、京都大学学術出版会）、『笑い脳』（2010、岩波書店）、『脳イメージング』（2010、編著、培風館）、『オーバーフローする脳』（2011、訳、新曜社）、『社会脳科学の展望』（2012、編、新曜社）、『道徳の神経哲学』（2012、編、新曜社）、『注意をコントロールする脳』（2013、編、新曜社）、『美しさと共感を生む脳』（2013、編、新曜社）、『報酬を期待する脳』（2014、編、新曜社）、『自己を知る脳、他者を理解する脳』（2014、編、新曜社）

社会脳シリーズ7
小説を愉しむ脳
神経文学という新たな領域

初版第1刷発行　2014年9月20日

編著者	苧阪直行
発行者	塩浦　暲
発行所	株式会社　新曜社 101-0051　東京都千代田区神田神保町3-9 電話（03）3264-4973（代）・FAX（03）3239-2958 e-mail : info@shin-yo-sha.co.jp URL : http://www.shin-yo-sha.co.jp
組　版	Katzen House
印　刷	新日本印刷
製　本	イマヰ製本所

Ⓒ Naoyuki Osaka, editor, 2014 Printed in Japan
ISBN978-4-7885-1407-2 C1040

社会脳シリーズ　苧阪直行 編

1 社会脳科学の展望 ── 脳から社会をみる
　四六判272頁　本体2800円

2 道徳の神経哲学 ── 神経倫理からみた社会意識の形成
　四六判274頁　本体2800円

3 注意をコントロールする脳 ── 神経注意学からみた情報の選択と統合
　四六判306頁　本体3200円

4 美しさと共感を生む脳 ── 神経美学からみた芸術
　四六判198頁　本体2200円

5 報酬を期待する脳 ── ニューロエコノミクスの新展開
　四六判200頁　本体2200円

6 自己を知る脳・他者を理解する脳 ── 神経認知心理学からみた心の理論の新展開
　四六判336頁　本体3600円

7 小説を愉しむ脳 ── 神経文学という新たな領域
　四六判236頁　本体2600円

── 以下続刊 ──

8 成長し衰退する脳 ── 神経発達学と加齢学

9 ロボットと共生する社会脳 ── 神経社会ロボット学

＊表示価格は消費税を含みません。